局部封闭

LOCAL BLOCK

第二版

主编

陈德松

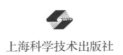

上海科学技术出版社

图书在版编目（ＣＩＰ）数据

局部封闭 / 陈德松主编. -- 2版. -- 上海 ： 上海
科学技术出版社， 2021.1（2024.6重印）
ISBN 978-7-5478-5027-5

Ⅰ．①局… Ⅱ．①陈… Ⅲ．①封闭疗法 Ⅳ.
①R459.2

中国版本图书馆CIP数据核字(2020)第135356号

局部封闭（第二版）

主编　陈德松

上海世纪出版（集团）有限公司
上海 科 学 技 术 出 版 社　出版、发行
（上海市闵行区号景路 159 弄 A 座 9F–10F）
邮政编码 201101　www.sstp.cn
上海中华商务联合印刷有限公司印刷
开本 787×1092　1/16　印张 11.75
字数 190 千字
2009 年 4 月第 1 版
2021 年 1 月第 2 版　2024 年 6 月第 9 次印刷
ISBN 978－7－5478－5027－5/R·2151
定价：98.00 元

内容提要

　　局部封闭是临床上常用且有效的治疗手段,但在治疗时要高度注意激素的副作用,尽可能避免并发症的发生。本书主要介绍了哪些常见疾病可做封闭治疗,如何打好局部封闭;叙述了封闭用药物,主要是激素的药理,以及激素对局部、内分泌和骨质疏松的影响;阐述了多种常见病的局部封闭方法、局部封闭的最佳配伍和利用局部封闭作为辅助治疗的有效措施;同时还介绍了可以用局部封闭对一些病痛进行诊断和鉴别诊断,以及病变的定位。本书可供医务工作者参考,以更好地利用局部封闭为广大患者服务。

致谢

本书在编写中引用了十余幅解剖图片,这些图片大多来自上海科学技术出版社出版、高士濂教授主编、深受外科医师欢迎的《实用解剖图谱》,它们为本书增添了十分重要的色彩,使要说明的问题一目了然。在此,学生对高士濂老师及参与绘图的各位老师表示衷心的敬意和感谢。

陳德松

2020 年 6 月 15 日

陈德松教授简介

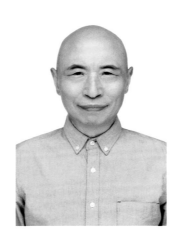

　　陈德松,男,1947 年 3 月出生,江苏省镇江市人。1970 年毕业于上海第一医学院医疗系(现复旦大学上海医学院),于四川省涪陵市人民医院外科工作。1978 年加入中国共产党。同年考取上海第一医学院显微外科研究生,师从杨东岳教授,从此走上了手外科医生的道路。1981 年毕业,获硕士学位,留上海第一医学院附属华山医院手外科工作。1985 年晋升为主治医生,1988 年赴香港玛丽医院学习,1989 年晋升为副教授,1993 年破格晋升为教授,1994 年聘为博士生导师。曾担任复旦大学附属华山医院手外科副主任;上海市手外科研究所副所长;《中华手外科杂志》副主编。1998 年应广西医科大学邀请,任该校的客座教授。1996 年获国务院颁发的特殊津贴。

　　在川东山区(今重庆市)工作近十年,山区的人民和同道给了陈德松教授极大的支持和帮助,艰苦的环境、纯朴的情感给他留下了终身受益的最宝贵的精神财富。山区人民不追逐名利、老老实实做人、勤勤恳恳做事的精神给他深刻的教育。

在华山医院学习、工作了30年,在导师杨东岳教授奋发图强的精神指引下,在顾玉东院士的悉心指导、教育、帮助下,在全科同道的热情支持、协作下,共撰写并发表论文70余篇,主要集中在三个方面:促进周围神经再生的研究;皮瓣的临床应用和实验研究;颈、肩、背痛,周围神经卡压症诊治的临床和解剖学研究。在国内首先开展的工作有:"肩胛背神经卡压症";"四边孔综合征";"骨间背神经终末支卡压";"桡神经浅支卡压症";"肘外侧疼痛与颈神经卡压的关系";"胸廓出口综合征的新概念";"在内窥镜辅助下手术治疗胸廓出口综合征";"关于胸廓出口综合征的病因和诊治";"小儿胸廓出口综合征"及"颈肩痛与上臂桡神经卡压的关系"等。在顾玉东院士和沈自尹院士的指导下,对中药促进周围神经再生进行的研究中,实验室和临床的研究结果均证实神肌再生冲剂有良好的促进神经再生的作用,近几年已在华山医院手外科、神经内科、神经外科广泛应用。已出版的著作有《开放性手外伤的早期处理》《周围神经卡压性疾病》《胸廓出口综合征》。先后培养了硕士研究生14名,博士研究生7名。

近40年来,一直工作在临床第一线,对颈、肩、背、肘部和上臂的疼痛与麻木,以及肌肉萎缩、手部麻痛、手部的肌肉萎缩和感觉异常等一系列周围神经卡压性疾病做了深入的解剖学与分子生物学研究;在临床上对臂丛神经损伤,包括产瘫、脑瘫及上下肢的神经损伤的诊治、周围神经卡压的诊治和显微外科治疗以及颈部巨大肿瘤的切除做了大量的工作,积累了丰富的临床经验;对手及上肢麻木肌肉萎缩的非手术治疗以及颈、肩、肘、手的疼痛在用局部封闭治疗方面也有独到之处。特别是对周围神经卡压(如:腕管综合征、上臂桡神经卡压和胸廓出口综合征等疾病)的诊断和治疗取得良好的效果和进展,并在用药和方法上加以改进,完善颈部封闭的过程,对并发症及时进行处理。同时还应用中医中药配合对手及上肢麻木肌肉萎缩这类疾病进行治疗,并取得了较好的效果。

编者名单

主　编

陈德松

副主编

陈　宏

浙江省宁波市第六医院手外科

编　者

陈德松

复旦大学附属华山医院手外科

黄长安

河南省淮阳楚氏骨科医院

张　展

浙江省立同德医院骨科

官士兵

山东省立医院手足外科

明立功

河南省滑县新区医院骨科

李中锋

河南省新乡医学院第一附属医院骨外科

赵云珍

浙江省金华市中医医院手足外科

黄必军

上海德济医院骨科

俞 淼

浙江省宁波市第六医院手外科

序

局部封闭是临床上应用很普遍的治疗手段,如腰腿疼痛、颈肩疼痛、关节疼痛,以及周围神经卡压等都会经常用到封闭治疗,用得恰当可以取得相当好的效果,用得不好或者用到不应该用的患者身上可能就没有效果,还可能给患者带来不应该发生的损伤。这就需要我们医师在做封闭前详细询问病史,仔细检查患者,并做必要的辅助检查,确定有封闭指征而无封闭禁忌证,方可给患者做封闭治疗。还应该做到必须由医师自己做局部封闭,因为局部封闭需要一定的技术和技巧,要具有良好的解剖知识,穿刺的方向、深度都要有比较正确的判断,不应该要求护士去执行封闭医嘱。因此,复旦大学附属华山医院手外科几十年来一直坚持由医师自己做封闭治疗。陈德松教授多年来在临床上用封闭治疗各种疾病、用封闭给病变的神经段定位,以及利用封闭鉴别颈、肩及肘部痛的病因,并深入地观察和分析局部封闭对周围神经卡压,肩、肘、腕部疼痛,颈、项及背部疼痛的效果和弊端。对一些特殊部位的封闭,如做颈部封闭,应如何穿刺、如何用药及麻药的浓度,对一些常见而顽固的疾病如网球肘应该封闭何处才能治愈,提出了自己独到的见解和有效的方法。

近十年来,由于手机的广泛使用,网络上的内容又十分吸引人,很多人尤其是年轻人,可以连续几小时甚至十几小时看手机,导致颈部肌肉僵硬、双手发麻。这样的患者较以往多了数倍,但却缺少有效的治疗方法。除了要改变习惯,辅用些药物,用颈围、颈托保护颈部,对较严重的患者,局部封闭是目前比较有效的方法。

　　这本书比较全面地总结了陈德松教授几十年来在临床上做局部封闭的经验和教训，相信《局部封闭》这本书的出版对骨科医师、手外科医师及全科医师都有一定的参考价值。

上海复旦大学附属华山医院教授
中国工程院院士

2020 年 6 月

前　言

　　局部封闭是临床上常用的方法之一。由于对激素的副作用被过多地强调，以及看到或听到长时期大剂量使用激素带来的严重后果及并发症，广大医务工作者和广大群众对其存在恐惧心理。实质上，激素在临床各科广泛合理的应用，挽救了大量的生命，治愈了很多疾病，避免了很多手术后的并发症，也改善了很多疾病的症状，使不少疾病得到控制或发展速度减慢。当然激素的副作用也是严重的、广泛的，对心血管系统、消化系统、内分泌系统、代谢系统、神经系统等都可能产生严重的副作用，还有很多老百姓更常常担心产生骨质疏松。这些都可说明糖皮质激素是一把双刃剑，使用得当有很好的作用或辅助作用，及时解除了病痛甚至挽救了生命，而用之不当则可能产生严重的并发症。局部封闭，顾名思义，是通过局部注射和神经阻滞治疗局部的疼痛，加上激素使神经阻滞时间延长，并有消除炎性病变以达到减轻病痛和治愈疾病的良好效果，因此，要求药物作用在局部，作用时间也最好能够长些。这里除了要求医师尽可能准确穿刺注射外，还要求有长效的药物。局部麻醉药可用布比卡因、左旋布比卡因或罗哌卡因，这些药物对局部和神经阻滞可长达 6~8 小时，而长效激素可用复方倍他米松（即得宝松），这是目前能产生最长效局部作用的激素。一支复方倍他米松含 2 mg 可溶性倍他米松磷酸钠和 5 mg 难溶性倍他米松酯，局部注射一支复方倍他米松，2~4 周内，相当于每日服用泼尼松 2.8 mg 左右，其在局部缓慢释放并主要作用在局部，因此全身的激素反应较低，是目前最好的激素类的局部封闭药物，在重复使用该药时，可以比较准确地计算体内激素累积量，更好地做到合理用药。而左旋布比卡因和罗哌卡因不但具有长效的神经阻滞作用，还对心血管系统毒性最小、最安全，这两种麻药的任何一种与复方倍他米松配合使用应该是目前局部封闭的最佳配伍用药。

因此,临床医师特别是全科医师、伤科和骨科医师最好能够掌握局部封闭这项治疗手段,及时解除患者的痛苦。当然作为局部注射治疗疼痛的药物有很多,特别有很多中药制剂,在我国有广泛应用。但由于笔者曾治疗过多例因用中草药制剂做局部封闭而造成周围神经损伤的病例,以及注射后局部组织挛缩和感染的病例,所以一直不敢开展这方面的工作,更无经验可谈,本书不做赘述。

局部封闭应用范围很广泛,也是镇痛治疗方面的重要部分,笔者仅在本书中总结了自己在临床工作的经验,这也仅是作为手外科、骨科临床工作的很小一部分,其在临床上应用较广,且具有良好的治疗效果,还可作为诊断和鉴别诊断的重要手段。参与本书编写的还有黄长安、张展、官士兵、明立功、李中锋、赵云珍、黄必军、俞淼等。此书仅供同道参考,若有不对之处请予指正。

复旦大学附属华山医院手外科　陈德松

2020 年 6 月　于上海

| 目 录 |

第一章 **总论** / 001

第一节　局部封闭的历史回顾 / 002

一、局部封闭的进展 / 002

二、局部封闭的机制 / 004

三、局部封闭的作用 / 004

附：颈交感神经封闭 / 007

四、特殊部位的穿刺 / 009

五、局部封闭的副作用和并发症 / 011

六、局部封闭的注意事项 / 012

七、局部封闭的禁忌证 / 014

八、常和局部封闭同时使用的治疗 / 015

第二节　糖皮质激素的历史回顾 / 015

一、糖皮质激素临床应用进展 / 017

二、与糖皮质激素相关的骨质疏松症 / 022

第二章 **局部封闭治疗的常见疾病** / 027

第一节　腱鞘炎 / 028

一、拇长屈肌缩窄性腱鞘炎 / 028

二、屈指肌腱缩窄性腱鞘炎 / 030

三、桡骨茎突缩窄性腱鞘炎 / 030

四、拇长伸肌缩窄性腱鞘炎 / 031

附：腱鞘囊肿的注射治疗 / 033

第二节　周围神经卡压性疾病 / 034

一、指神经卡压 / 034

二、桡神经浅支卡压 / 035

三、前臂外侧皮神经卡压 / 037

四、骨间后神经卡压综合征 / 038

五、骨间后神经末支卡压 / 040

六、上臂桡神经卡压 / 041

七、腕尺管综合征 / 043

八、尺神经腕背支卡压 / 045

九、肘管综合征 / 045

十、腕管综合征 / 047

十一、正中神经掌皮支卡压 / 051

十二、前骨间神经卡压综合征 / 052

十三、旋前圆肌综合征 / 053

十四、颈神经背支卡压 / 054

附：项韧带骨化 / 055

十五、颈丛神经卡压 / 055

十六、枕大神经卡压 / 056

十七、枕小神经卡压 / 057

十八、耳大神经卡压 / 057

十九、胸廓出口综合征 / 058

附1：颈源性头痛 / 062

附2：双卡的诊治 / 063

附3：小儿胸廓出口综合征 / 066

二十、肩胛背神经卡压 / 070

二十一、胸长神经卡压 / 072

二十二、肩胛上神经卡压 / 073

二十三、四边孔综合征 / 077

二十四、肋间神经外侧皮支卡压 / 080

二十五、臀部皮神经卡压 / 081

二十六、股前外侧皮神经卡压 / 082

二十七、梨状肌综合征 / 084

二十八、腓总神经卡压 / 085

二十九、腓肠神经卡压 / 086

三十、腓肠外侧皮神经卡压 / 086

三十一、隐神经髌下支卡压 / 088

三十二、跗管综合征 / 089

　　　　　　附1：内踝下疼痛 / 091

　　　　　　附2：踝部隐神经损伤 / 093

第三节　肩关节疼痛 / 094

一、肩关节周围炎 / 094

二、肩关节撞击综合征 / 100

三、肩袖部分撕裂 / 102

四、冈上肌肌腱炎 / 103

第四节　肌肉起止点及韧带劳损(无菌性炎症) / 104

一、网球肘(肱骨外上髁炎,颈神经根卡压) / 104

　　附：顽固性网球肘 / 105

二、高尔夫球肘(肱骨内上髁炎) / 113

三、股骨内上髁炎 / 115

四、项韧带骨化、颈项部筋膜炎 / 115

第五节　腰背疼痛 / 115

一、急性腰扭伤 / 116

二、慢性腰部劳损 / 117

三、腰背肌筋膜炎 / 117

四、棘间韧带、棘上韧带劳损(无菌性炎症) / 118

五、第三腰椎横突综合征 / 118

第六节　滑囊炎 / 119

一、跟腱滑囊炎与跟腱腱鞘炎 / 119

二、跖筋膜炎 / 120

三、大转子滑囊炎 / 121

四、坐骨滑囊炎 / 123

五、髂耻滑囊炎 / 123

六、髌前滑囊炎 / 124

七、鹅足滑囊炎 / 124

第七节　退行性骨关节炎 / 126

一、脊柱的退行性变 / 126

二、骶髂关节炎 / 127

三、耻骨炎 / 127

四、闭孔神经卡压综合征? / 128

五、髋关节退行性变 / 133

六、膝关节退行性变 / 133

七、髌骨软骨软化(髌骨退行性变、髌股关节炎) / 134

八、踝关节退行性变 / 134

九、肘关节退行性变 / 135

十、腕关节退行性变 / 135

十一、指关节退行性变 / 136

第八节　类风湿关节炎 / 137

第九节　其他疾病的封闭治疗 / 139

一、创伤性关节炎 / 139

二、外伤性痛性神经瘤 / 139

三、增生性瘢痕,痛性瘢痕 / 140

四、复杂性区域疼痛综合征 / 140

五、非特异性肋软骨炎(Tietze 病) / 142

六、病毒性臂丛神经炎 / 142

七、痛风性关节炎 / 142

八、银屑病性关节炎 / 143

第十节 医源性并发症的治疗 / 144
一、臂丛神经阻滞麻醉造成的臂丛神经损伤 / 144
二、注射造成的坐骨神经损伤 / 145
三、其他皮神经因静脉穿刺造成的损伤 / 146
四、术后伤口下硬结 / 146
五、术后伤口下积液 / 147

第十一节 局部注射长效糖皮质激素在手术中的
应用 / 147
一、肌腱粘连松解术 / 147
二、周围神经粘连松解术 / 148

第三章 局部封闭的常用药物 / 151

第一节 激素类 / 152
一、局部使用的长效类激素 / 152
二、全身使用的常用类激素 / 153

第二节 酶类 / 155
糜蛋白酶 / 155

第三节 透明质酸类(关节内用药) / 156
第四节 局部麻醉药 / 157
第五节 肌肉松弛药 / 158
第六节 镇痛药 / 159

参考文献 / 164

第 一 章

总 论

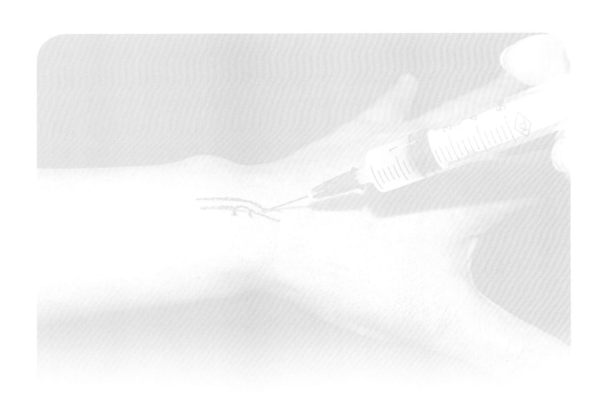

　　自从 20 世纪 50 年代由维什涅夫斯基提出"局部注射"的治疗方法后,局部封闭是每个医师都知道的治疗方法,也是大多数中国人都有点知道的治疗方法之一。有的医师很喜欢用这种方法,有的医师很担心这种方法带来的副作用,甚至认为这种治疗方法对人体的危害会很大;有的患者就是喜欢打封闭,有的患者坚决拒绝打封闭,还要劝说其他人别打封闭。实际上封闭和任何治疗方法一样,使用得当效果好而快,副作用就小;用得不对,特别是指征没有掌握好,封闭部位没有选择好,加上注射得不准效果就没有了,得到的就只是副作用了。用到绝对不能用的部位,当然要带来极大的危害,例如因为手部深层存在潜在感染病灶引起的局部疼痛作了局部封闭,就可能导致感染病灶迅速扩散,甚至可能向近段扩散到前臂,不得不作大切口引流,以后伤口又很难愈合,最终还可能造成手的功能障碍。还有如果不知道局部封闭的急性副作用的抢救和处理,可能危及生命。如颈项的封闭,可能发生短暂的呼吸停止,及时做人工呼吸数分钟就完全复苏不留任何后遗症,而等待帮助、等待麻醉师来插管就可能危及生命,即使心肺成功复苏了也成了植物人,这些都有血的教训。因此,局部封闭有一定的技术含量,需要做封闭的医师有良好的解剖学基础,也需要具有对心肺功能意外的急救和复苏的临床医学基础。这里我们要牢牢记住顾玉东院士的反复教导,不要叫护士去执行医师的封闭医嘱,临床医师应该自己去打封闭。

　　本章通过对局部封闭的回顾、重新认识并复习激素的作用和副作用,以及在局部使用麻药可能产生的副作用,使我们更确切地掌握局部封闭的指征,了解封闭后可能发生的并发症,更好地为患者治疗。也希望能够通过这本书和广大医务工作者共同讨论商洽如何正确认识、正确使用局部封闭这一有用的治疗方法,使之能更好地用这一简单、易行、有效的方法为患者解除痛苦。

第一节　局部封闭的历史回顾

一、局部封闭的进展

　　局部封闭又常被简称为封闭,最初是指用局部麻醉药物阻滞局部周围神经或用局部麻醉药物注入疼痛区域以达到止痛的作用,有将疼痛部位与中枢隔离的意思,故称封闭。为了延长阻滞的时间,在局麻药物中又加了皮质类固醇,这样既延长了阻滞时间又对局部有消炎的作用,取得很好的效果。由于局部封闭镇痛效果可靠、治疗范围大、见效快、副作用小,并且还具有诊断意义,从而逐渐在临床上被广泛应用。当然,随着其广泛的应用,也必然出现了一定的并发症。最常见的是局部注射后局麻药的作用消失快而产生更严重的疼痛,这常常被认为是对局部封闭的药物反应,有时疼痛严重到患者不得不半夜去医院看急诊。这一反应是由于为了使激素能够在局部慢慢释放而制成的混悬液的颗粒过大,对组织有刺激所致。因此,封闭前应告知患者,并同时给予镇痛药物。另一个严重的并发症是注射局部的感染,而这种感染呈弥漫性,沿组织间隙蔓延,加上激素的作用,感染很难控制,很难治疗,严重的甚至造成肢体残疾。再有是局部注射后患者发生晕厥,主要是局部麻醉药物的副作用,少量麻药进入血管而引起。更严重的可能发生呼吸暂停,如果不及时抢救将很快发生心脏停搏而死亡。还有一个几乎是人人都知道并很担心的并发症,就是骨质疏松,因为局部封闭效果快而好,但是维持的时间短,导致一些人长期反复注射而出现了骨质疏松,当然还有高血压、肥胖、抵抗能力下降、月经紊乱等糖皮质激素的副作用,但是骨质疏松最为人们担心,这样又使人们对局部封闭感到恐惧,宁可忍痛而不敢使用,甚至拒用。随着并症的不断出现,到 20 世纪 80 年代末、90 年代初,人们开始对局部封闭采取很慎重的态度,并同时致力于研究局部封闭使用的激素剂型以及局麻药物的安全性和持久性,直至出现当今使用得比较好的复方倍他米松(即得宝松)和罗哌卡因(即耐乐品)或与左旋布比卡因的配伍,这是目前公认的速效、长效、抗炎效价高,而且是最安全、阻滞时间最长的、毒性反应最小以及疼痛反跳最低的用于局部封闭的药物配伍。

大家都知道局部封闭的主要作用是在局部,就需要准确地注射,这就要求做封闭的医师具有熟悉的解剖知识,特别是神经的走行和支配范围,对注射局部有无重要的神经血管经过以及这些重要结构的深度要清清楚楚,注射前一定要仔细反复检查疼痛的部位,寻找疼痛的原因,分析支配疼痛部位的神经,判断有无局部封闭的禁忌,最后决定最好的注射点和用药量。所以大部分医师认为局部封闭的疗效和诊断水平及操作技巧密切相关。

随着时代的进步,对疼痛的认识逐步深入,世界卫生组织(WHO 1979 年)和国际疼痛学会(IASP)为疼痛下了这样的定义:疼痛是组织损伤或潜在组织损伤所引起的不愉快感觉和情感体会,所以说疼痛是一种主观感受、一种心理状态。慢性疼痛本身就是一种疾病。疼痛是与生俱来,是患者最难忍受的症状之一。因此世界卫生组织将疼痛列为继心率、呼吸、血压、体温后的第五大生命体征。局封是治疗疼痛的方法之一,常常还需要配合其他方法如口服或肌注镇静、镇痛药物以及心理和精神方面的疏导和治疗,甚至一些患者必须手术才能有效地解决他们的疼痛。当今已提出消除疼痛是患者的基本权利,是医务人员的义务和责任。疼痛是患者的主观感觉,医务人员应该充分相信疼痛的患者,关爱疼痛的患者,尊重疼痛患者的感受和表达,充分了解疼痛对人体的危害,积极学习必要的止痛药物和如何用药的知识,改变旧的观念,抛弃对传统的诊治疼痛的偏见。应该规范地评估疼痛,把疼痛及对疼痛的治疗可能带来的心理负担、经济负担及药物的副作用降到最低,全面提高患者的生活质量。

二、局部封闭的机制

(1) 阻断痛觉的神经(c 类纤维)传导道路。

(2) 阻断痛觉的恶性循环。

(3) 改善局部血循环。

(4) 作用于交感神经,阻断其兴奋。

(5) 糖皮质激素:抑制炎性反应即消炎止痛、退肿及软化瘢痕纤维组织。

三、局部封闭的作用

(一) 消炎止痛

一般临床上经常碰到的软组织慢性疼痛有三类,大多数直接与周围神经有关,一是骨质增生引起纤维组织的增生、硬化、挛缩和移位而压迫了邻近组织,刺激了神经末梢,如腱鞘炎、肩周炎;纤维腱性组织直接压迫神经干,如周围神经卡压性疾病;二是创伤后局部血肿的机化纤维化甚至骨化,损伤的软组织变性纤维化、瘢痕化直接牵扯周围神经末梢或压迫邻近的神经干;三是创伤和炎症造成的组织肿胀及释放促炎物质如:缓激肽、P 物质、前列腺素、5 -羟色胺、H 离子等等,对神经末梢的刺激。这三类产生的疼痛主要都是通过痛觉的神经(c 类纤维)传入中枢。我们都知道任何组织疼痛无不与神经有关。而早期的疼痛没有及时治疗,反复的疼痛刺激不但可使患者的痛阈下降,还可能发生中枢性神经的可塑性改变或是在大脑皮质形成固定的痛性兴奋灶,以至发生对低强度(非疼痛)的刺激起反应或对疼痛刺激表现出过度的兴奋即:痛觉超敏,最后可能造成顽固性难治性疼痛,这就告诉我们疼痛的早期治疗是十分重要的。局部封闭不仅可以起到早期止痛的目的,减少形成顽固性难治性疼痛的可能性,还可能协助医师判断疼痛产生的原因和部位。这是疼痛科、手外科、骨科、运动创伤科常用的镇痛手段,也是这些科的医师以及全科医师应该掌握的治疗手段。

局部组织循环障碍不仅可以直接致痛,还可造成组织缺氧产生代谢产物积聚致痛游离物质生成,如:缓激肽、P 物质、前列腺素、5 -羟色胺、H 离子、K 离子等等,这些致痛物质可对神经末梢直接刺激致痛,还可刺激脊髓致痛,再通过脊髓上升至中枢加重疼痛,甚至造成顽固性疼痛。局部封闭不但可以阻断疼痛,而且可以最快地扩张局部血管,抑制致痛游离物质的生成并阻断痛性物质对神经末梢直接刺激(图 1 -1 -1)。

交感神经在疼痛中的作用有时是非常重要的,一个很轻微的损伤就可能产生顽固性疼痛,交感神经在其中起了关键作用。作局部封闭同样可作用于交感神经,阻断其兴奋,及时封闭可以减轻疼痛及减少形成顽固性疼痛的机会。

局部封闭的消炎作用有两方面，一是局部麻药物对支配疼痛区域神经包括对交感神经的阻滞作用，这是短暂的作用，也就是暂时阻断了神经血管性水肿。由于神经被阻滞后，疼痛刺激消失，同时还有血管的扩张局部循环加快，这些都有退肿的作用。二是激素的作用，这是较长期的作用，封闭所用的激素是糖皮质激素，具有强力抗炎作用和抗过敏的作用。其机制是：抑制巨噬细胞对抗原的吞噬和处理；抑制 B 细胞转化为浆细胞，干扰体液免疫；稳定溶酶体膜，减少溶酶体内

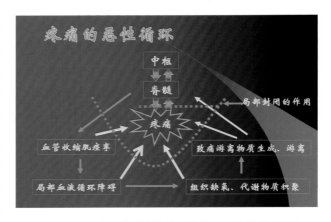

◎ 图1-1-1　疼痛产生的原理和局部封闭的作用

封闭隔离了疼痛与中枢的联系，也隔离了产生疼痛的因素与疼痛感受器的联系。

水解酶的释放；抑制白细胞和巨噬细胞移行至血管外，从而减少炎症反应。消肿后局部各种炎性因子、致痛物质和有害物质明显减少，对神经末梢的刺激亦大大减轻，从而达到止痛作用。此外，局部使用糖皮质激素除了有抑制炎性反应、退肿作用外还有软化瘢痕纤维组织的作用，对挛缩的瘢痕组织压迫邻近的神经末梢或神经干引起的疼痛有肯定的治疗作用。

（二）诊断性颈部封闭——诊断性治疗

1. 颈部封闭的机制

（1）通过局部麻醉药物的浸润，使颈部神经根周围的肌肉主要是前、中斜角肌很快松弛，从而即刻减轻对颈神经根的压迫，使神经根恢复到正常状态。患者可在注射后 1～2 min 内感觉到颈肩臂痛、不适感明显减轻甚至消失。随之同侧上肢的感觉明显改善，肩外展、屈肘及手的抓握力量明显增加。

（2）同时使用的激素如复方倍他米松、曲安奈德等不仅可延长局部麻药的时间，而且激素的局部作用可使纤维组织软化、退变，从而减轻对神经根的压迫。赵定麟教授早在 1988 年就报道当颈椎病的诊断有疑问时或者怀疑是椎间孔以外的软组织问题时，可作颈部封闭。当时就认识到如患者症状和体征毫无变化，颈椎病可能性大，而患者症状和体征消失或明显减轻则可能是颈部软组织疾病。至今仍然是鉴别是颈椎病还是颈部软组织压迫引起的颈肩痛、手部麻木的重要方法之一。

2. 颈部局封前的准备　封闭前应向患者和家属讲清楚局部封闭的部位和可能出现的危险和并发症，并告知患者在注射时不要活动颈部，有任何不适立即告诉医师。并告之 3～4 h 后封

闭部位可能不适,麻药作用消失后可能局部很痛;当晚可能较兴奋,影响睡眠;女性还应告知可能会导致当月月经不调。

颈部封闭室内应备有气管插管的器械,并备有吸氧条件。常规准备镇静药,如苯巴比妥(鲁米那)、地西泮(安定)等针剂,以及必要的抢救药物,如肾上腺素、呼吸兴奋剂。在一些发达国家的医疗机构作颈部的封闭时,均由医师在手术室里操作,并必须有麻醉医师在场,配备好呼吸机,这样就更加安全了。有条件的医疗单位均应如此。

3. 颈部封闭的体位与定点　平卧,肩下垫枕,头偏向健侧是颈侧方注射常用的体位。顺颈椎横突逐渐按压,寻找压痛最显著点,一般在胸锁乳突肌后缘与颈外静脉的交界处稍上方是压痛点最常见的位置,予以标记。在其深层常可感觉到横突结节,在此点触摸,并体会针刺方向,做好标记,再局部消毒。目前用的安尔碘消毒作用很好。

4. 颈部封闭药物的配伍　复方倍他米松(得宝松)1 ml+0.5%布比卡因 2 ml+生理盐水1 ml;或曲安奈德 20 mg/2.0 ml+0.5%布比卡因 2 ml;如有罗哌卡因(耐乐品)或左旋布比卡因,用这两个局麻药是最好的,这两个药对心脏的毒性极小,少量进入蛛网膜下腔影响亦小,是目前最安全的麻药。浓度控制在 0.25%左右即可。只要有条件均应选用这两个药作颈部封闭。

5. 操作方法　于标记点,进针,按体会的方向进针,针尖抵达横突结节。如患者感手臂发麻,可能是针刺到神经根,应移动针尖方向,如患者不适症状以背部为重,可将针尖再向后方移动。穿刺针抵骨组织,注射前应先回抽无血,缓慢推入药物(2~3 min),边推药物,边注意患者的神情变化,可和患者讲话,仅需要回答有、无或是、否。注射完毕按压注射点,拔针,让患者立即起立,继续按压注射点。1~2 min 后,令患者作耸肩活动,了解症状的变化,随之检查感觉的改变和肌力的改变。立即起立的目的是让血液流向下肢,从而减少颈部充血,减慢药物吸收,主要是减慢局部麻药的吸收;起立后继续按压注射点的目的是驱血、压迫止血,也是为了减慢麻药的吸收,以减少注射后患者感到有头晕、头昏、行走不稳的情况。特别是为了避免发生注射后局部麻药吸收太快引起患者不适、头晕。所以起立后继续按压注射点长点时间,起到驱血时间更长些,止血作用更好点,局部麻药的吸收作用更慢点。这点是很重要的。

6. 根据结果考虑病变部位　颈部封闭后:① 如患者症状和体征完全消失提示:椎间孔外神经根卡压、胸廓出口综合征可能性大;② 如患者症状和体征毫无变化提示:椎间孔内、椎管内病变、颈椎病可能性大;③ 如患者症状和体征有部分改善提示:椎间孔外的卡压被解除而椎间孔内、椎管内的问题未能解除。也就是椎间孔内外均存在问题。所以,再结合病史和影像学及电生理检查结果,将不难作出患者的卡压部位。

7. 注意事项

(1)注射药物前,必须回抽有无将药注入血管内的可能。

(2)改变方向,改变深度注射时,亦必须回抽,不能将药注入血管内。

（3）注射完毕,压迫注射点,帮助患者立即起立,以减少颈部充血,减缓麻醉药物的吸收速度,于注射点处继续压迫 1~2 min,有局部驱血和减缓麻醉药物吸收的作用和局部止血的作用。这套操作过程我们将之称为常规过程,至今已为过 1 万人次作颈部封闭,没有发生严重并发症。

（4）一旦发生呼吸抑制,不要惊慌,立即让患者平卧。松开颈胸部衣扣,抬高下颌,做人工呼吸,给氧气,必要时做口对口或口对鼻呼吸,同时准备行气管插管,前 3~4 min 的及时抢救是至关重要的,患者将可很快完全恢复正常,作者先后经历 5 例患者于颈部局封后出现呼吸骤停,经立即抢救,做人工呼吸,均在 3~4 min 内恢复呼吸,未留任何后遗症。其中 3 例仅用了镇静剂,2 例用了呼吸兴奋剂。有人认为呼吸骤停是麻醉药物吸收太快引起,所以作者遇到的 5 例其中 4 例是用的利多卡因,由于利多卡因吸收快,微量的利多卡因可能随颈部微小静脉或小的淋巴管进入蛛网膜下腔;也有人认为是从颈部小神经的束膜管进入蛛网膜下腔,稀微的利多卡因暂时抑制了位于延髓浅表层的呼吸中枢而造成了呼吸暂时骤停,这时仅需保持呼吸道通畅,保持人工呼吸 4~5 min,药物作用消失了,患者就渡过了难关,呼吸抑制就得以解除。所以在发生呼吸障碍时医师千万不要离开患者去求助,必须坚守在患者身边,给予人工呼吸,边抢救,边叫人。这宝贵的 4~5 min 常常就成功地抢救了一条无价的生命,且无任何并发症。作者近十余年来作颈部封闭均用 0.2%~0.25% 布比卡因,近几年改用 0.25% 的罗哌卡因或左旋布比卡因,这种情况没有发生过。必须记住的是如果抢救不及时后果将是十分严重的。国内外都有死亡的报道,也有因为造成大脑缺氧不可逆恢复,患者成了植物人的报道。因此,在作颈部封闭时有麻醉师在场,有呼吸抢救设备的环境下是必要的。

（5）颈部封闭完毕,不管患者是否有头晕、头昏、行走不稳等不适的情况,都必须让患者休息、观察 15~20 min 后,无任何不适,才能让其离开。

附：颈交感神经封闭

指征:复杂性区域疼痛综合征又称反射性交感神经营养不良症,以往损伤后上肢出现的灼性神经痛,还有雷诺病等。

体位:患者仰卧,肩下垫枕,头转向健侧,让锁骨上区伸展。消毒、铺巾。

步骤:颈前直接进针,于胸锁乳突肌内缘,胸锁关节上 1 横指处作皮肤局麻,用示指向深层按压,将气管、食管和颈总动脉分开,继续深压可触及第七颈椎椎体,用 22 号腰穿针垂直刺入皮肤,进针 3~5 cm,直达颈椎椎体,稍稍后退 2~3 mm,回抽无血、无气、无脑脊液,可缓缓注入 0.375% 罗哌卡因 15 ml 与复方倍他米松 7 mg/ml 的混悬液。注射后应密切观察患者 15 min,及时处理麻醉药物产生的反应。

注射正确可出现同侧 Horner 征,少数患者可能出现双侧 Horner 征,是由于麻醉药浸入对侧交感神经,注意观察呼吸即可。

医师在做颈部局部封闭时要时时想到颈部封闭的危险性,一定要有呼吸复苏的知识和技能,一旦发生呼吸障碍,自己先立即抢救,同时请麻醉医师急会诊。

(三)软化纤维瘢痕组织

软化纤维瘢痕组织是局部封闭能够获得较长时期效果的基础,并非如一些人认为的那样局部封闭只是治标不治本的。一般临床上经常碰到的软组织疼痛有三类,一是骨质增生引起纤维组织的增生、硬化、挛缩、移位压迫邻近组织刺激了神经末梢,如腱鞘炎、肩周炎或是纤维腱性组织直接压迫神经干,即周围神经卡压性疾病;二是创伤后局部血肿的机化纤维化甚至骨化,损伤的软组织水肿、变性、纤维化瘢痕化可以直接牵扯周围神经末梢或压迫邻近的神经干;三是炎症造成的组织肿胀以及释放促炎物质如:缓激肽、P物质、前列腺素、5-羟色胺、H离子等等,对神经末梢的直接刺激。可以看出软组织疼痛无不与神经有关,同时也可以告诉我们很多软组织疼痛与骨质增生有关。如早期的疼痛没有及时治疗,反复的疼痛刺激可能发生中枢性神经可塑性改变或是在大脑皮质形成固定的痛性兴奋灶,以至发生对低强度(非疼痛)的刺激起反应或对疼痛刺激表现出过度的兴奋和反应,即:痛觉超敏,最后可能造成顽固性难治性疼痛。

(四)降低局部创伤免疫反应

目前局部封闭常用的药物是局麻药物加糖皮质激素,皮质类固醇不仅影响炎性反应及免疫过程,亦影响糖类、蛋白质及脂肪代谢。由于局封时用的激素量少且释放慢,主要用其在局部的抗炎作用、免疫抑制作用及抗过敏作用。我们曾经做过这样的研究,就是在大鼠切断后再缝接的坐骨神经近远段外膜下注入少量复方倍他米松(得宝松)或曲安奈德,发现其再生速度较注射等量的生理盐水为快,可能是由于抑制了局部炎性反应及创伤免疫性反应。但是,由于局部用含激素的药物,同时在局部也抑制了巨噬细胞对抗原的吞噬和处理;抑制白细胞和巨噬细胞移行,降低了局部的抵抗力,所以局部封闭的部位一旦发生感染或是本来就存在潜在的感染灶,将可能在局部产生难以治愈的感染,并可能沿着组织间隙扩散,最终可能严重影响肢体功能。因此,局部封闭前断定局部没有感染,以及在注射过程中的无菌操作是十分重要的。

不管怎么说,激素量再少也可能有全身反应,如女性患者的经期和经前期对激素可能更敏感,做局部封闭时应避免使用激素,或暂不做封闭治疗,否则可能造成月经量明显增加或月经期延长,亦可能发生月经周期改变。

四、特殊部位的穿刺

(一) 硬膜外穿刺

如外科医师不具有作硬膜外穿刺的技能,应请麻醉科或疼痛科医师协助。该项治疗必须在手术室内进行,严格按照无菌操作,配伍的麻药用罗哌卡因为宜。一般用 0.375% 的浓度 4~5 ml 为妥,激素类药物常用复方倍他米松 7 mg/ml,即 4~5 ml 0.375% 的罗哌卡因中含复方倍他米松 7 mg。体位取患侧卧位,双手抱膝,颈前屈,双髋尽量屈曲,背与床面应垂直。根据疼痛部位选择穿刺的棘突间隙,硬膜外穿刺有直入法和旁入法两种。常用直入法,如棘上韧带钙化,棘突间隙不清楚或脊柱有畸形者,可用旁入法。

直入法:常规消毒铺巾后,于刺穿点用 1% 的利多卡因 2 ml 作皮丘,并向深层浸润用 12 号粗针头刺破皮肤后,将 17 号硬膜外穿刺针沿针眼刺入,穿刺针必须与棘突平行,从中线进入硬膜外腔,因硬膜外腔静脉、脊髓动脉、脊神经根多位于硬膜外间隙。当针头通过黄韧带时有突破感。证实在硬膜外腔内,缓缓注入药物。

旁入法:该法可减少对棘上韧带和棘间韧带的损伤,但和直入法一样穿刺针也是从中线进入硬膜外腔,以减少刺伤硬膜外腔静脉、脊髓动脉、脊神经根的危险。

如何判断硬膜外穿刺针是否进入硬膜外腔? 目前常用阻力骤减法和悬滴法。

阻力骤减法:取出针芯,用一无阻力注射器抽入生理盐水 2~3 ml 紧密地接于穿刺针尾端,缓慢进针并不断推动注射管芯,当针尖斜面进入硬膜外腔时推动注射管芯的阻力显著减轻。

悬滴法:硬膜外穿刺针进入黄韧带后在针尾悬附一滴生理盐水,当针尖斜面进入硬膜外腔时悬附在针尾生理盐水便被吸入。

注意:对硬膜外穿刺不熟悉的医师,必须请麻醉科或疼痛科医师协助。

(二) 骶管腔穿刺

同硬膜外穿刺,必要时在麻醉科医师的协助下进行,用药亦同硬膜外穿刺。

骶管腔是硬膜外间隙的直接延续,骶裂孔由 S5 的椎板未完全融合而形成,骶裂孔两侧为骶角,即 S5 的下关节突,骶尾韧带是一层薄薄的纤维组织覆盖着骶裂孔。骶管腔内有骶神经骶静脉丛、终丝及硬膜囊,此囊常常终止于 S2 下缘。

骶管腔穿刺时可采取侧卧位、俯卧位或折刀位。扪清骶角,该角大多位于尾骨尖向上 5 cm 左右,作好记号,用 1.5% 的碘酊和乙醇作皮肤消毒。在两骶角之间用 1% 的利多卡因浸润作皮内小丘。用 7 号穿刺针与皮肤呈 70°~80° 角穿刺轻轻推针,当穿过骶尾韧带时常有落空感。穿刺时不应将针尖送到骶管以上,也不要反复改变方向以免增加刺入并损伤硬膜外静脉的可能,回抽无血液,无脑积液,慢慢注入封闭药物。

封闭用药和硬膜外用药相似。

(三) 周围神经旁封闭

1. 坐骨神经封闭 作坐骨神经封闭时,要求药物注射在坐骨神经旁,最好不要直接注入坐骨神经内,有报道局部封闭时因直接注入神经内造成神经损伤。一些药物如复方氨基比林、庆大霉素、青霉素等作臀部注射损伤坐骨神经或腓总神经已是屡见不鲜,笔者有 70 余例为这些患者手术作神经松解,虽然激素不像这些药物对神经具有严重的化学刺激的损伤作用,但注射造成的压力对神经的损伤亦足以使神经完全丧失传导性,甚至造成轴束中断。对其他神经的封闭也是一样,不可将药物直接注入神经干内,以免损伤神经。实质上,任何注射都不应该直接注入神经干内,除非是作毁损神经干的注射治疗,如三叉神经痛,将无水乙醇直接注入三叉神经干内。有一些麻醉医师在作臂丛神经阻滞麻醉时习惯找蚁感,这种蚁感就是意味着穿刺针已刺到臂丛神经。当然在这种情况下注入麻药对神经的阻滞可能是最完善的,但是臂丛神经也可能已损伤,术后就可能有手麻,作肩关节外展、上举时手麻可能还可能加重。作者已在临床诊治多例这类患者,最好的治疗方法是在臂丛神经旁作局部封闭,2～3 次后大多数患者可逐渐恢复。但处理医疗纠纷就不容易了。

2. 正中神经封闭 正中神经的封闭大多数是在腕管处,在该部位正中神经就位于掌长肌的深层,穿刺时应从腕横纹近侧 1.5～2 cm、掌长肌的尺侧进针,针尖穿过皮肤后在掌长肌的尺侧以 45°角对示、中指指蹼正中推进,边推进穿刺针边注入药物,穿刺过程中亦不应刺到正中神经,也就是不要发生手麻痛的现象,如发生手麻应改变穿刺方向。注射前应告知患者手部可能会麻木数小时。

3. 桡神经封闭 经常作桡神经封闭的部位有两处,一是在前臂桡侧中远 1/3 处的桡神经浅支旁,二是上臂外侧桡神经沟的桡神经旁,定好位后小心穿刺,穿刺过程中最好不要发生手麻痛的现象,如发生麻痛应稍稍改变穿刺方向再注入药物。桡神经主干封闭后不久常常会出现腕下垂,注射前应告知患者。

4. 尺神经封闭 常常作尺神经封闭的部位是在尺神经沟处,在尺骨鹰嘴尺侧和肱骨内上髁之间。穿刺时将肘关节置屈曲 135°位,此时尺神经向肱骨内上髁靠拢,穿刺针偏向尺骨鹰嘴侧就不会直接刺到尺神经。和作正中神经、桡神经封闭一样穿刺过程中不要发生手麻痛的现象,如发生麻痛应稍稍改变穿刺方向再注入药物。

5. 腓总神经 腓总神经的封闭常常是在腓骨小头处,此处的腓总神经紧紧贴着腓骨后外侧,容易发生损伤和卡压,大多数人可清楚扪及。穿刺时应紧贴腓总神经后侧进针,扪及腓总神经进针可能更好,同样穿刺过程中不要发生脚麻痛的现象。药物注射造成周围神经损伤是很常见的,常见的药物有退烧药氨基比林,抗生素有青霉素、庆大霉素,以及一些中药制剂。须知局部封闭同样也会造成神经损伤,这里再次强调并不因为有麻药和激素而不会损伤神经。

(四)腱鞘管内注射

腱鞘管内注射要求将药物完全注入腱鞘内,对屈指肌的腱鞘内注射要求被注射的手指末端明显膨胀、隆起、发白。而伸肌腱鞘管内的注射不但要求注入腱鞘管内,还要求不要漏到腱鞘外,以免发生因激素注入皮下导致皮肤和皮下组织萎缩并可能形成皮肤白斑。特别是作外展拇长、拇短伸肌腱鞘时最容易发生。因此有人主张作伸肌腱鞘内的注射时应先用局麻药物注射,肯定药物注入腱鞘内再注入激素,笔者完全同意这样做,这样操作发生皮肤萎缩和白斑的机会可能要少得很多。有人认为封闭药物不一定要注入腱鞘内注入腱鞘旁也有效果,其实不然,他们忽视了在腱鞘内加压注射的物理压力扩张作用,作者的经验经加压扩张后的腱鞘管加上封闭药物效果要比没有注入腱鞘管内好得多。还应该注意的是局部封闭的药物千万不要注入肌腱内,特别是跟腱内,激素对肌腱的软化作用可能导致肌腱断裂,笔者在为因作局部封闭致跟腱断裂的患者作跟腱修复时看到,断裂的跟腱两端变得光滑,脆弱,两断端腱纤维轻轻一夹就断裂了,不得不作肌腱移植或跟腱延长来修复跟腱。

五、局部封闭的副作用和并发症

局部封闭的作用前节已描述,而大多数副作用和并发症也正是由于皮质激素的作用而产生。例如:免疫抑制的作用导致局部难以治愈的感染,软化纤维组织的作用导致肌腱断裂甚至跟腱断裂、皮肤皮下脂肪组织明显萎缩、发白,等等。目前局部封闭最常用的药物是局部麻醉药物加糖皮质激素,皮质类固醇不单主要影响发炎及免疫过程,亦影响糖类、蛋白质及脂肪代谢。虽然局部封闭时用的激素量少且释放慢,主要用其在局部的抗炎作用、免疫抑制作用及抗过敏作用。但对激素敏感的患者或用药过分频繁,这些作用可能导致以下结果:减少发炎部位免疫作用细胞之数目,减少血管扩张,稳定溶酶体膜,抑制巨噬细胞的吞噬作用,减少前列腺素及相关物质之生成。甲泼尼龙还具有极低的盐皮质激素作用。皮质类固醇之最大药理作用出现于其血浓度峰值之后,可见其大部分作用是通过改变酶的活性而致,而非是药物直接作用而致。应该注意到凡是激素可能发生的副作用,局部封闭时也都有可能发生,如骨质疏松、股骨头无菌性坏死等。只是局部封闭时用激素的量小,间隔时间长,单位时间起作用的激素量更小,可能发生激素副作用的概率小而已。因此治疗前充分和患者沟通是十分重要的。

另外,局部封闭所用的局部麻药,不管是用利多卡因还是布比卡因甚至是罗哌卡因注射后都可能产生头晕、头昏、行走不稳的情况,注射点愈近头部愈易发生。这是局部麻药被吸收后可能全身小血管扩张造成的,因此局部封闭后应要求患者休息并观察 15~20 min。

还有,注射时万万不可直接将药物注入神经干内,这将造成注射患者剧烈的麻痛,接着是该神经干支配区的感觉麻痹、运动丧失,极少数患者可能发生不可逆的神经损伤,作者见到过多例因局部注射造成的坐骨神经损伤、正中神经损伤、臂丛神经损伤的患者,上海华山医院手外科十余年来为各地因局部注射药物,如氨基比林、庆大霉素、青霉素及地西泮等药造成的坐骨神经损伤作手术治疗的有 100 余例,术前均有肌肉萎缩、功能障碍,几乎均有医疗纠纷。虽然绝大多数因局部封闭(指糖皮质激素加麻药)造成神经损伤的患者均经非手术治疗而愈,但患者意见很大,虽然我们诊治的病例中,仅 1 例因局部封闭造成正中神经损伤的患者不得不作前臂中段损伤处正中神经段的神经松解手术,但产生的医疗纠纷真是难以处理、难以了结。所以如在穿刺时患者感麻痛,应立即改变穿刺方向,切切不要将药物注入神经干内。一些经常规肌注就能很好达到效果的药物也不应该在那些特殊部位注射,如镇静剂地西泮(安定)可肌注也可经静脉滴注,为什么要从足三里穴位即腓总神经行径处附近注入? 也不知道镇静药物对神经究竟可能产生什么样的影响,真有点不可思议,这真是太不可取了。然而,至今仍有一些医师习惯用中药制剂作为局部封闭的药物,作者没有这方面的经验,但在临床上不止一次看到肘部曲池穴注射损伤了桡神经深支,虎口部位合谷穴注射造成虎口挛缩,最近作者还遇到 1 例患者因在足三里处注射中药制剂以治疗失眠症造成腓总神经损伤来我处就诊,历经 4 月余,足下垂、足内翻仍无任何恢复迹象,EMG 提示腓总神经完全损伤。8 个月时踝背屈功能有恢复,但踝外翻动作仍未出现。不得不做手术探查,术中见腓总神经约 3 cm 一段呈坚硬的细条状,虽然术中在手术显微镜下作了充分的松解,术后 6 月余,恢复了踝关节的背屈功能和伸足趾的功能,但是由于腓骨长短肌未能恢复,出现足内翻畸形,常常因行走不慎而扭伤踝关节,至今已年余,足内翻畸形尚未见明显恢复。因此,在关节附近、神经经过的部位最好不要注射中草药制剂。作者还看到在胸背部作局部封闭造成张力性气胸,膝部注射造成膝关节内血肿等等。这些只要具有一定的解剖知识,想到穿刺点下方的脏器和可能发生的危险,常是完全可以避免。如在胸背部注射时最好先扪清注射点最近的肋骨,对准肋骨穿刺就不会有穿进胸腔造成血气胸的危险。

局部封闭造成感染是非常严重的,难以医治,如在手部很可能造成手部的残疾,感染可沿腱鞘或组织间隙蔓延,治疗不及时可能累及骨与关节,甚至不得不截指(图 1-1-2)。

六、局部封闭的注意事项

(1)注射部位一定要准确,首先应仔细寻找压痛点,要求找到压之最疼痛一点,然后估计进针的深度,此时要想一想该进针点下方一层层的解剖,有没有重要的或知名的神经血管经过。如系肌肉的起止点处的疼痛,如网球肘、高尔夫球肘针尖必须抵到肱骨外上髁或内髁,但

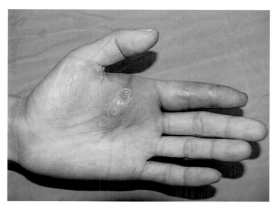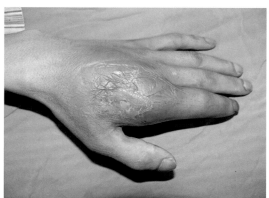

A. 这是为左示指腱鞘炎作腱鞘封闭而引起的手部化脓性感染，图为注射后3周。

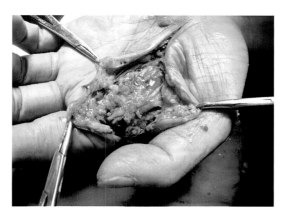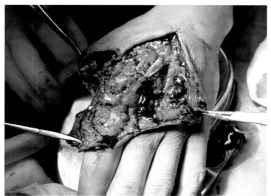

B. 图为清创所见，组织间隙腱鞘内均可见脓液浸蚀。后果是相当严重的。

◎ 图 1-1-2 腱鞘封闭引起的感染

不是在外上髁或内髁的顶点，那里的皮肤很薄，很容易造成皮肤萎缩。如果压痛点偏内髁内侧，进针时就应该想到肱动脉、静脉，正中神经就在附近，切切不可损伤它们。如系神经卡压，该神经如紧贴骨骼，针尖必须抵到骨，比如上臂桡神经卡压，针尖必须抵到肱骨。而股前外侧皮神经卡压，进针后应缓慢深入，待患者有麻感时稍稍改变一点方向再注入药物。

（2）千万不要注射到皮下，更不能注入皮内，以免造成皮肤发白、变薄。如患者的皮下脂肪很少则应从组织肥厚一些的部位进针。如很瘦的网球肘患者在作局部封闭时，进针点应在肱骨外上髁内下侧 2 cm 左右，穿刺针应经过伸肌群的起始达到外上髁基底部再注入药物。否则很容易造成肱骨外上髁处皮肤萎缩、变薄，色素消退变白。

（3）不要从皮肤十分厚而坚韧的部位进针,如局部封闭治疗跟骨骨刺引起的疼痛,足跟底部的皮肤是全身负重最大、皮肤最厚、角化层亦最厚的部位,从那里进针常常穿刺针亦不能一下子顺利刺入,甚至也因用力不当而造成针头弯曲,穿刺时患者必然会感到特别疼痛,甚至有恐怖感,有些患者还非常担心是不是能刺得进而显得十分紧张。然而,跟骨内侧的皮肤则很薄,不妨用左手的拇指或示指尖顶住足跟底部的痛点,右手持注射器从跟内侧皮肤较薄处对准痛点进针,到位后再注入药物,这样可能效果好得多。详见跖筋膜炎一节。

（4）不要注入肌腱内,局部封闭已有很多例注射后不久发生肌腱断裂的情况,这是激素具有软化纤维组织的作用,少数人对激素这一作用特别敏感。作者曾经见到过 9 例因局部封闭造成的跟腱断裂,其中 1 例系双侧跟骨后跟腱滑囊炎的患者,因在两侧跟腱处仅用醋酸确炎舒松－A 局封一次,于注射后第 10 d 和 14 d 两侧跟腱先后断裂。此外,拇长屈肌腱、拇长伸肌腱、手指的屈肌腱因局部封闭后而断裂的患者,几乎每年都要碰到 2~3 例来我处就诊或鉴定,患者意见很大,有时处理很困难。

（5）注射药物前必须回抽,确定针头不在血管内方能推药。目前所用的激素类封闭药物均不能直接注入血管内,大多数所用的局部麻醉药亦不宜注入血管内,以免发生意外。颈部封闭时更要注意,绝对不能将封闭药物注入颈部血管内。

（6）严格执行无菌操作技术,不能有半点马虎。注射部位用安尔碘消毒 2~3 遍,注射完成后,注射点用无菌敷贴覆盖。

（7）抽药前一定要核对所用药物的有效期和浓度。

（8）在任何部位作局部封闭后,都应该让患者休息并观察 10~15 min,注意部分患者可能发生头晕、头昏、行走不稳的情况。

（9）关于每年可作几次局部封闭的问题,作者没有经验。但作者认为这个问题应因人而异,因量而异,不可能完全相同。一般 4~6 次不应有什么问题,如同一部位注射 2~3 次后无明显效果,应进一步检查原因。此外,还和每次的用药量和用药的间隔时间有很大关系。如复方倍他米松(得宝松)一次用 1 支和用多支影响是不同的,复方倍他米松中的二丙酸倍他米松在体内是难以溶解的缓释剂可持续产生作用 3 周,用药后 3 周至 1 个月再次封闭时体内已没有外来的激素,相当于每天用泼尼松 2.8 mg 左右,这样的剂量不应该有太大的影响。曲安奈德在体内大概可维持 1 周左右,因此再注射要求相隔 1 周左右。

（10）只要有可能应尽量用最小号的针头注射,使穿刺的创伤减少到最低程度。作者常用 3.5~4.0 的针头给患者作手部腱鞘和手指部分的封闭。

七、局部封闭的禁忌证

（1）患者拒绝接受封闭或对封闭异常担心。

（2）穿刺部位或附近皮肤有局部感染。

（3）怀疑局部疼痛可能与局部感染有关。

（4）痛点处或痛点邻近处的 X 片提示有骨或软组织病理性病变,如骨肿瘤。

（5）有正在治疗中的全身慢性感染,如结核病。

（6）患者的凝血功能异常。

（7）有消化道反复出血史,特别是近期有消化道出血者。

（8）有严重的高血压或糖尿病。

（9）患者不能使用激素或对激素、麻药过敏。

八、常和局部封闭同时使用的治疗

在临床上单独用局部封闭治疗某个病痛常常是不够的,我们可以同时给患者一些其他治疗,如：物理治疗、体疗以及药物治疗。如肩周炎和网球肘的患者作肩部封闭后立即给镇痛药物,可延长封闭作用的时间,减少局部封闭麻药作用消退后局部严重疼痛的发生;还可给患者在疼痛部位作红外线照射、激光照射、超短波治疗及电刺激治疗、温水浴、中药煎剂浸泡等;还应指导和帮助患者在能够忍受的情况下逐渐增大肩关节活动的范围,每天要完成一定的量,如要求肩关节每天尽可能地分数次上举 500～600 次;可给患者适当服用一段时间的止痛药和肌松药（常用药物参阅第三章）。经上述治疗 2～3 个疗程仍然无效的患者,可能需要在麻醉下给予手法牵拉、被动全方位活动肩关节,少数患者甚至可能需要手术治疗,切除充血、水肿、纤维化的滑膜组织,必要时还得同时作肩峰成形术等等,具体方法就不在本书内描述了。此外,还有为数不少的难治性疼痛,这些患者还应及时给予心理治疗和精神治疗。

陈德松　黄长安　李中锋

第二节　糖皮质激素的历史回顾

激素是由内分泌腺分泌的一类生物活性物质。糖皮质激素具有调节三大营养物质代谢的生理作用,并参与人体应激和防御反应,与疼痛临床关系密切,对维持人体正常生理功能和内环境的稳定起着重要作用。糖皮质激素是由肾上腺皮质所分泌的一种甾体类激素。

正确使用糖皮质激素需要充分了解糖皮质激素在全身的作用,使用的基本原则,选择恰当的剂量和合适的给药方式。应该了解患者的基本状态,有无使用糖皮质激素的禁忌;了解患者近期是否用过糖皮质激素,如用过,用量多大,用了多长时间,如已停药,已停了多长时间等等,要确定患者是否适合使用糖皮质激素。还需要考虑糖皮质激素注射剂可能发生的不良反应,预防注射局部的感染,特别是腱鞘内、关节腔内和关节周围注射部位的感染,防止糖皮质激素注射引起的局部皮肤萎缩,正确区分注射后药物引起的红肿反应和感染。

糖皮质激素治疗疼痛有良好的效果,但必须正确选择适应证,注意药物种类及剂型。局部使用的糖皮质激素要求能长期起作用的缓释剂型,目前国内用得较多的是复方倍他米松(得宝松)注射一次在局部维持作用的时间是 3 周;曲安奈德(确炎舒松-A)注射一次在局部维持作用的时间是 1 周。这两个药物均可用于软组织、关节腔和硬膜外腔的注射。对神经根病变引起的疼痛、风湿病引起的疼痛、软组织或骨关节无菌性炎症引起的疼痛和复杂性区域疼痛综合征等作局部注射都有一定镇痛效果。关节腔内与敏感点即压痛点注射是临床上较常用的激素给药途径,压痛点常常可提示是病灶处,针对压痛点的局部封闭止痛的效果较满意。但是在穿刺前应该想一想穿刺点下方、附近有没有神经、血管或其他重要组织。

糖皮质激素的局部注射通常可以注射在关节内、关节周围如滑囊内、腱鞘内,目的是使局部作用最大化、全身作用最小化。在局部受损关节内,糖皮质激素通过抑制毛细血管和纤维母细胞的增生,最大强度的抑制血管形成、减少中性粒细胞移行到关节,减少炎性介质的产生,同时抑制胶原蛋白、黏多糖的合成及肉芽组织的增生,防止粘连,从而缓解症状。对于小的创伤,局部注射小剂量激素缓释剂对创伤后损伤的组织病理发展过程有保护作用,如对损伤的肌肉、软骨、韧带等均有一定的保护作用。

须知,局部注射亦称局部封闭和肌肉注射完全不同,局部封闭要求注射在正确而恰当的解剖部位,既要考虑病变部位又要注意不能损伤邻近的重要解剖,因此,作局部封闭的医师要具有良好的解剖知识,熟悉重要神经血管的走行,不可将封闭药物直接注入血管内或神经内,以免发生意外或神经损伤。因此,复旦大学附属华山医院手外科主任顾玉东院士一直要求每位医师做到:决定给患者做封闭治疗的医师必须自己给患者注射,不得要求护士执行局部封闭的医嘱。

对于中度至重度的疼痛,糖皮质激素局部注射的同时加用镇痛药,可取得良好的效果,如对乙酰氨基酚,该药不良反应小、购买方便,而且价格低廉,长期治疗带来的经济压力较小。还有非甾体类药物(NSAID)均可增加镇痛效果,还可大大减轻局部封闭本身带来的短期疼痛,甚至明显减轻可能发生的局部剧痛。对于疼痛严重到影响睡眠的患者可考虑给进一步的镇痛药如盐酸曲马多,常用的有缓释型盐酸曲马多(奇曼丁)。如果药物治疗无效,有肌肉萎缩、功能受限,可通过手术达到一定疗效,只要有手术指征而没有手术禁忌证应及早进行手术。术中亦可对局部损伤粘连的组织松解后、对有瘢痕压迫的神经干或对外膜明显增生的神经干松解后、对粘连的肌腱和肌肉作松解分离后在直视下注射糖皮质激素缓释剂,能够更好地使纤维瘢痕组织软化并减少组织间的粘连。此外,皮肤的瘢痕增生亦可通过皮下或真皮内注射糖皮质激素而变薄变软。

下面我们将糖皮质激素临床应用及很多人都关心的糖皮质激素与骨质疏松的关系分别综述,供同道参考。

一、糖皮质激素临床应用进展

1936 年 Kendall 发现了糖皮质激素,1948 年 Hench 等人从动物肾上腺皮质提取糖皮质激素成功并进行临床研究,1949 年 Hench 等又将其用于风湿性关节炎的治疗,1950 年 Hench 也因此获得了当年的诺贝尔生物医学奖。自从 20 世纪 50 年代人工合成了糖皮质激素类药物,糖皮质激素很快在临床各科广泛应用。50 年代初期糖皮质激素开始用于葡萄膜炎的治疗。1952 年 Sulzberger 和 Witten 首先将氢化可的松外用治疗湿疹,从此开创了皮肤科外用糖皮质激素类药物的新纪元。20 世纪 70 年代英国首次采用吸入激素治疗哮喘。1976 年 Schumer 等大剂量使用地塞米松(60 mg/d)可显著降低脓毒血症的病死率。1978 年美国急性脊髓损伤研究协会开始将甲泼尼龙治疗急性脊髓挫伤。1956 年我国眼科工作者用糖皮质激素治疗葡萄膜炎等多种眼病。

(一)糖皮质激素的作用原理

糖皮质激素(GC)为脂溶性类固醇激素,易于穿过细胞膜,与细胞质中的受体(GR)结合,形成激素受体复合物(GC-GR)。具有配体活性的 GC-GR 复合物移行至细胞核后与 DNA 上 GC 反应元件结合或与转录因子作用,而影响与 GC 有关的各种特定蛋白的 mRNA 转录和蛋白质合成速度,如转录因子活化蛋白 AP-1 和 NF-κB。NF-κB 是免疫反应的激活因子,而糖皮质激素受体(GR)是免疫反应的抑制因子,GC 在一些细胞内可以通过上调 IκBα 基因而抑制 NF-κB 的活性,从而抑制 IL-1、IL-3、IL-4、IL-5、IL-6、IL-8、TNF-α、粒巨噬细胞集落刺激因子(CM-CSF)等细胞因子的因子表达。

GC 还可通过减少中性粒细胞黏附于血管内皮和促进骨髓内生成,使中性粒细胞数量增多。超生理剂量的 GC 可抑制中性粒细胞的游走、趋化和溶酶体酶释放等。GC 通过 GR 介导,抑制白细胞黏附。GC 使血中单核细胞数减少并抑制巨噬细胞释放炎症蛋白-1α 和单核细胞趋化蛋白-1,还可以抑制嗜酸粒细胞释放组胺等递质,并抑制 IL-3、IL-5、GM-CSF 对嗜酸粒细胞生存的允许作用,加速其凋亡,GC 可抑制淋巴细胞生长(通过下调 IL-1β 和 IL-2)并释放各种细胞因子和毒素,虽然 GC 对肺内肥大细胞释放递质没有直接的抑制作用,但慢性用药后,支气管黏膜肥大细胞数量减少。

（二）糖皮质激素的药理作用

1. 抗过敏作用

（1）抑制组胺的释放和抗体的形成。

（2）抑制嗜酸性细胞的转化或形成。

（3）抑制黏膜、皮肤的抗原抗体反应。

（4）抑制毛细血管的渗出。

（5）抑制阿瑟（Arthus）现象。这是阿瑟在1903年发现的一种局部抗原抗体沉淀反应现象，即如果反复在机体同一局部注射同一抗原，多次后可以在注射部位出现皮肤及皮下组织的坏死。

2. 抗炎作用

（1）抑制炎性渗出，并拮抗透明质酸酶，使炎症局限化。

（2）抑制肉芽增生，使已形成的肉芽组织溶解退化。

（3）小剂量时可增加患者对感染的抵抗力，大剂量时可降低患者对感染的抵抗力。

3. 对各种血液成分的作用

（1）促进白细胞数目的增加，抑制淋巴细胞和嗜酸性细胞的形成，并抑制嗜中性多核细胞向炎症区转移。

（2）增加血小板数目，并促进血液的凝聚功能，大量使用可导致血栓形成。

（3）破坏肉芽组织中的肥大细胞，使之释放肝素样物质，可造成溶血或出血。

（4）保持血管内皮完整，增高血管平滑肌的张力，使周围血管床功能维持良好。

4. 对体液免疫的作用　糖皮质激素破坏淋巴细胞，同时又可抑制B淋巴细胞转化为浆细胞，从而降低新的特异抗体的产生。

5. 对神经的作用　减少中枢性神经抑制性递质γ-氨基丁酸的浓度，提高中枢的兴奋性，大量应用可引起欣快感、失眠、精神紊乱及癫痫发作等。抑制副交感神经产生乙酰胆碱，但增加交感神经的兴奋。

6. 对组织细胞的作用　抗御外来毒素的侵害，增加组织细胞的抗毒功能，延迟细胞的老化与退变。

7. 对糖异生的作用　使多糖变为单糖，促进脂肪和蛋白质转化为葡萄糖。

（三）糖皮质激素药物的分类

（1）弱效：地塞米松、醋酸氢化可的松、氢化可的松、醋酸地塞米松。

（2）中效：丁酸氢化可的松、曲安西龙。

（3）强效：糠酸莫米松、双丙酸倍氯米松、哈西奈德、氟轻松。

（4）最强效：倍氯美松、丙酸氯倍他索、丙酸倍他米松、卤美他松、双醋氟美松。

（四）糖皮质激素药物的选择

糖皮质激素品种较多，且各有特点。如：氢化可的松及氢化泼尼松，可直接发挥生理效应；而可的松和泼尼松，要在肝内还原后显效，故不用于肝功能不全者，包括局部用药。可的松和氢化可的松有较强的盐代谢作用，是替代疗法最理想的药物，如用于急、慢性肾上腺皮质功能不全和艾狄生病等。多数人工合成的皮质激素抗炎效价高，盐水代谢作用较小，主要用于抗炎、抗免疫、抗毒素、抗休克等。肌内注射时，可选用吸收缓慢、作用时间较长的水性混悬注射剂；而静脉注射时，一定要选用水溶性制剂。可根据临床需要，在皮质激素间选择，互相更换使用。由于激素具有抗炎、抗毒、抗休克、免疫抑制等药理作用，故其使用范围非常广泛，可用于哮喘、肾病、银屑病、痤疮、颈椎病、肩周炎、骨质增生、器官移植等多种疾病的治疗。专家们在临床工作中发现，有 150~170 种原发性疾病的治疗在使用激素，尤其是高达 40%~60% 的类风湿患者曾经使用或正在使用激素。

（五）糖皮质激素的用量及剂量换算

糖皮质激素的用量必须根据不同病种和病情的轻重，酌情给予适当的剂量，一般用量分 3 个阶梯，以泼尼松为准，5~30 mg/d，为小剂量，35~60 mg/d 为中剂量，60 mg/d 以上为大剂量。如用复方倍他米松即得宝松（diprospan），因为它由 2 mg 倍他米松磷酸钠和 5 mg 二丙酸氯倍他米松加缓释赋形剂组成 1 ml 的水溶性混悬液，2 mg 倍他米松肌内注射后可迅速起作用，注入第二天，特高效的二丙酸氟倍他米松 5 mg，由赋形剂控制起到缓慢释放作用，每天所释放的剂量相当于倍他米松 2 mg（等于泼尼松 0.2 mg）。维持其治疗作用 2~4 周。二丙酸氯倍他米松（倍氯美松）为一特强效糖皮质类固醇激素，其局部抗炎作用约为地塞米松的 500~600 倍。

（六）糖皮质激素的临床应用

1. 类风湿关节炎 风湿性疾病是一种累及关节及周围软组织，包括肌肉、韧带、滑囊、筋膜的全身性疾病。糖皮质激素（GC）现已被广泛应用于整个风湿病领域。

（1）大剂量冲击疗法：如 5% 氯化钠注射液 100 ml 中加甲基氢化泼尼松 1.0 g，静脉滴注连续 1~3 次。适用于严重的类风湿关节炎。

（2）持续小剂量疗法：泼尼松每日剂量不超过 15 mg，适用于病情控制后的维持治疗，或作为类风湿关节炎的初始用药及过渡治疗药。

（3）隔日疗法：即隔日 1 次清晨给药，适用于尚未完全缓解的类风湿关节炎及风湿性多肌痛。

现在愈来愈多的研究证明小剂量 GC 在类风湿关节炎的治疗中有减慢破坏进展的作用,甚至比现有的慢作用抗风湿药的作用更强,而且副作用相对少。

2. 系统性红斑狼疮(systemic lupus erythematosus，SLE) SLE 的治疗主要是采用皮质类固醇激素类药物,对轻、中度 SLE 采取小剂量皮质类固醇激素冲击治疗,常规治疗剂量是泼尼松 40~80 mg/d。对已有内脏受侵的严重病例,则采用中到大剂量 GC,如泼尼松 1.5 mg/(kg·d)。

3. 急性脊髓损伤 糖皮质激素对脊髓损伤的重要作用是预防和减轻外伤后神经细胞的变性及坏死,而这一重要的病理过程主要发生在脊髓损伤后 6~8 h。所以,应在 8 h 以内对急性脊髓损伤后的患者进行大剂量的甲泼尼龙(30 mg/kg)治疗,同时对脊髓受压病例于伤后 24~48 h 内行脊髓减压治疗,有助于消除伤后水肿,可获得较好的功能恢复。

4. 哮喘 糖皮质激素是目前最有效的抗气道炎症药物。吸入糖皮质激素具有剂量小,作用快,作用部位直接,局部抗炎作用强,全身不良反应低的优点。避免了长期大量口服糖皮质激素引起的诸多副反应,在哮喘治疗中占重要地位。它从根本上改善了对哮喘严重程度的控制水平,对控制哮喘症状,减少哮喘急性发作的频率有效。目前上市的药物中丙酸替卡松和布地奈德的全身不良反应较少,常见的种类有气雾剂、干粉吸入剂和溶液。

(1)气雾剂:目前临床上常用的糖皮质激素有 3 种:二丙酸倍氯米松、布地奈德、丙酸氟替卡松。

(2)干粉吸入剂:包括二丙酸倍氯米松、布地奈德、丙酸氟替卡松等。一般而言,使用干粉吸入装置比普通定量气雾剂方便,吸入下呼吸道的药物量较多。糖皮质激素气雾剂和干粉吸入剂通常需连续、规律地吸入 1 周后方能奏效。

(3)溶液:布地奈德溶液经以压缩空气或高流量氧气为动力的射流装置雾化吸入,对患者吸气配合的要求不高、起效较快,适用于哮喘急性发作时的治疗。

5. 肾病综合征的治疗 肾病综合征的患者可先给予小剂量泼尼松为主的综合治疗〔包括抗凝和(或)加用中药〕,不敏感者再考虑加用细胞毒药物或环孢素。如小剂量泼尼松加上潘生丁、雷公藤多甙片、保肾康和肝素等的综合治疗,疗效是确切的,再加上间歇性小剂量甲泼尼龙冲击可使大部分肾病综合征患者得到缓解,从而大大减少了激素和其他细胞毒药物的副作用。

6. 皮肤病 糖皮质激素治疗皮肤病的适应证包括:重症变应性皮肤疾病,结缔组织性疾病,重症水疱性疾病和非细菌性脓疱性疾病。如对多发性肌炎与皮肌炎的治疗一般开始用大剂量糖皮质激素(50~60 mg/d)长疗程(1~3 个月)持续给药,待肌力明显恢复、血沉至正常开始减量,总疗程 1~2 年。

7. 痛风

(1)急性期:一般选用秋水仙碱或非甾体抗炎药(如保泰松、吲哚美辛、布洛芬等);亦可用

ACTH 25 mg 加入葡萄糖注射液静脉滴注,或用 40~80 mg 分次肌内注射,或泼尼松片 30 mg/d 口服。因本药疗效快但停药后易产生"反跳"现象,可加用秋水仙碱 0.5 mg,口服,3 次/日。

（2）慢性期：主要应用促进尿酸排泄的药物（如丙磺舒）和抑制尿酸合成的药物（如别嘌醇）等。

8. 其他

（1）鼻炎：有人采用曲池穴复方倍他米松（得宝松）封闭。曲池穴在中医经络学中,属手阳明大肠经的经穴,又是该经的"合穴"。大肠经,起于大指次指之端,续接于手太阴肺经经脉,循指上廉,入肘外廉上肩,最终环唇,上挟鼻孔。鼻乃肺之门户。根据经络的功能：联络脏腑和四肢,运行气血,抗御外邪。故选此穴配合药物封闭治疗变应性鼻炎,有中医理论依据和良好的临床治疗效果;同时复方倍他米松属于长效激素类药物,其成分为二丙酸倍他米松及倍他米松磷酸钠,有很强的抗过敏作用,可溶性倍他米松磷酸钠注射后很快吸收而迅速奏效,二丙酸倍他米松注射后难以溶解,成为一个供缓慢吸收的贮库持续产生作用,从而可长时间控制症状。但在此处作局封要十分小心,不要刺入骨间后神经,以免损伤之。

（2）混合型结缔组织病（mixed connective tissue disease，MCTD）：当本病伴有内脏损害时,一般应用泼尼松 1 mg/(kg·d),当病情基本缓解则逐渐改为小剂量维持。

（3）风湿热（rheumatic fever，RF）：当本病有心肌炎或其他抗风湿治疗无效时,可应用泼尼松 40~60 mg/d,症状基本消失后,每隔 5~7 天减量 1 次。

（4）结节性多动脉炎和巨细胞动脉炎（polyarteritis nodosa，PAN）：首选 GC,一般用泼尼松 1.5 mg/(kg·d)对结节性多动脉炎有效,对巨细胞动脉炎则需大剂量持续疗法。

（5）血管炎综合征（churg strauss syndrome，CSS）：GC 主要用于治疗系统性坏死性血管炎,尤其是对严重病例,如并发肾梗死或神经受累者,可采用大剂量疗法。

（6）瘢痕：瘢痕体质患者可用复方倍他米松局封后用喜疗妥霜外涂。

（七）糖皮质激素的副作用

（1）糖代谢紊乱：促进蛋白质和脂肪转化为糖,血糖升高,增加对胰岛素的抵抗性,诱发或加重糖尿病。

（2）蛋白质代谢紊乱：促进蛋白质的分解,而抑制上皮细胞、结缔纤维细胞的分解,皮肤可产生萎缩纹,肌萎缩、腹壁松弛。

（3）脂肪代谢紊乱：四肢远端脂肪分解加强,而脸部、颈背部脂肪沉积。

（4）电解质代谢紊乱：水钠潴留,而钾、钙丢失。可产生低血氯、骨质疏松等。

（5）皮肤改变：如多毛、痤疮、皮肤萎缩、萎缩纹,可引发激素性皮炎,创伤和溃疡的延迟愈合。

（6）精神神经系统：可引起诸如抑郁、神经过敏、失眠等心理反应。重者可有精神分裂症、躁狂性神经病等。

（7）消化系统：可引起消化不良、反酸，严重的可造成胃溃疡、出血、穿孔。多见于胃和十二指肠。

（8）内分泌系统：长期应用皮质激素致使肾上腺皮质"废用性萎缩"，若骤停糖皮质激素可产生应激能力低下或肾上腺皮质危象。

（9）免疫系统：应用激素的患者，有时伴发类风湿关节炎样症状。增加肾上腺糖皮质类固醇激素，关节炎症状不减轻反而加重。伴肌痛、骨痛、挛缩或烧灼感。

（10）副作用的个体差异：男性患者对激素的耐受性大，绝经期妇女对激素的耐受性较差；老年人较婴儿和青年患者对激素耐受性小，副作用出现较多；肥胖者较瘦弱者容易产生副作用。

（八）肾上腺糖皮质类固醇激素的禁忌证

当患有下列疾病时应禁用或慎用糖皮质激素：结核病、高血压、糖尿病、甲亢、溃疡病、新近胃肠吻合术、骨折、创伤修复期、角膜溃疡、肾上腺皮质功能亢进症、脑出血恢复期、重症感染、妊娠（前 3 个月可致畸，后期影响胎儿发育可致 HPA 轴功能不全）、神经精神病（如癫痫、神经症等）、深部真菌病等等。

二、与糖皮质激素相关的骨质疏松症

1932 年 Cushing 报道垂体嗜碱细胞腺瘤患者出现激素相关性骨质疏松，这是对于糖皮质激素诱导的骨质疏松的最早文献记载。随着糖皮质激素在肾脏疾病、风湿性疾病、哮喘、器官移植等领域的广泛应用，其长期治疗导致的骨质疏松也逐渐成为各科临床医师关注的重要问题。糖皮质激素性骨质疏松多发生在治疗初始的 6~12 个月，骨质疏松的发生率可达 50%。应用类固醇治疗 1 年以上的哮喘患者椎骨骨折率为 11%；类风湿关节炎患者经类固醇治疗后，髋骨、肋骨及下肢骨的骨折发生率也明显增加。骨质丢失程度与糖皮质激素使用剂量和时间有关，隔日疗法或冲击疗法并不能阻止骨质丢失，研究表明，使用接近生理剂量的泼尼松（约 7.5 mg/d），可引起骨小梁的明显骨质丢失。

（一）糖皮质激素对内分泌及代谢的影响

1. 负钙平衡　糖皮质激素能促进尿钙排泄，同时降低肠道钙吸收，其机制尚不完全清楚。尿钙排泄增加多发生于应用高剂量糖皮质激素治疗的患者，可能与肾小管对钙吸收的减少有关。动物实验证实，糖皮质激素可降低维生素 D 依赖的钙结合蛋白水平，但尚未在人体实验得到证实。糖皮质激素对肠道钙转运影响的研究结果也不完全一致，虽然糖皮质激素对不同种属肠道钙转运的作用有剂量与时间依赖性差异,但多数研究仍表明糖皮质激素降低人肠道钙净吸收。

2. 甲状旁腺激素(PTH) 糖皮质激素通过影响 PTH 水平,从而影响肾脏与肠道钙转运。糖皮质激素可以刺激人甲状旁腺细胞的 PTH 释放,并能直接刺激 PTH 合成与分泌。其机制可能是增加 PTH 基因转录和增强受体后信号转导。而且糖皮质激素还可以增加成骨细胞上 PTH 受体的表达与利用度,从而提高骨细胞对 PTH 的敏感性。但也有部分学者认为糖皮质激素并不能升高 PTH 浓度,PTH 也不参与糖皮质激素诱导的骨量丢失。

3. 一氧化氮(NO) NO 能抑制骨量丢失,这已在绝经后骨质疏松患者中得到证实。动物实验研究也表明:经皮注射 NO 供体硝酸甘油能防止大鼠甲泼尼龙应用 6 周诱导的骨量丢失。研究表明糖皮质激素能降低内皮的 NO 合酶,但有关文献仍较少,还需在其他的动物模型中证实。

4. 睾酮 睾酮在骨代谢中起重要作用,Pearce 等发现糖皮质激素导致未育男性患者的睾酮及其结合蛋白水平下降 30%。糖皮质激素在不同水平抑制下丘脑-垂体-肾上腺轴,除可抑制促性腺激素释放激素释放外,还可直接作用于睾丸与卵巢抑制其合成类固醇。有文献报道糖皮质激素通过抑制睾酮生物合成酶基因编码而抑制睾酮合成,如 11β2 羟类固醇脱氢酶(11β2HSD)就是糖皮质激素抑制性激素合成的重要调节分子。

5. 生长激素(GH)-胰岛素样生长因子(IGF)轴 IGF 可能参与糖皮质激素对骨的抑制作用。糖皮质激素可抑制 GH 释放激素刺激垂体释放 GH。糖皮质激素也可通过转录机制抑制 IGF21 的表达,或通过对 IGF 结合蛋白(IGFBP)的调节来影响整个 IGF 系统。IGFBP 位于成骨细胞表面,对局部 IGF 的贮存与转运起重要作用。

(二)糖皮质激素对骨细胞的作用

1. 糖皮质激素对破骨细胞的作用 糖皮质激素能刺激破骨细胞数量增加,促进骨量丢失。糖皮质激素通过调节 OPG、RANKL、RANK 的表达而刺激破骨细胞发生。糖皮质激素减少 OPG 分泌,增加 RANKL 表达,使骨髓基质细胞 RANKL/OPG 比例增加,糖皮质激素也能直接作用于破骨细胞前体细胞,增加其 RANK 的表达,从而刺激破骨细胞发生。糖皮质激素还能通过上调成骨细胞与骨髓基质细胞膜结合型与可溶性巨噬细胞集落刺激因子(macrophage colony stimulating factor,MCSF)的表达比例而刺激破骨细胞发生,但也有学者报道 MCSF 对 RANKL 介导的破骨细胞发生无明显影响,认为糖皮质激素不影响骨吸收或抑制破骨细胞的募集和(或)分化。也有研究表明糖皮质激素应用早期骨吸收增加,后期降至正常或低于正常。后期骨吸收功能减退的原因可能是成骨细胞数量减少后 RANKL 等表达减少,间接抑制了破骨细胞的增殖与分化。

2. 糖皮质激素对成骨细胞作用 糖皮质激素抑制成骨细胞增殖分化,促进成骨细胞凋亡,使骨形成降低,最终导致骨质疏松。其机制可能是糖皮质激素通过胞核内糖皮质激素受体与脂肪细胞分化必需的转录因子 PPARc 2 作用而刺激骨髓基质细胞分化为脂肪细胞,从而改变骨髓基质细胞的分化平衡,促进其向脂肪细胞分化,抑制向成骨细胞分化。而且糖皮质激素还可通过调节细胞周期来影响成骨细胞增殖。同时糖皮质激素还可降低成骨细胞活性,并加速凋亡。这可能与糖皮质激素对细胞因子及其结合蛋白、胶原,以及其他基质蛋白的影响有关。

(三) 临床症状和实验室检查

糖皮质激素相关性骨质疏松患者往往合并库欣综合征,如"满月脸"、"水牛背"、四肢消瘦,以及胃溃疡、出血、皮肤萎缩、痤疮等症状。随着激素治疗的时间延长和剂量的增加,可出现髋骨、肋骨及椎骨的骨折,甚至股骨头坏死。但在出现骨折和骨坏死之前,患者往往无明显的临床症状,而此时一些实验室检查能够提供骨质疏松的证据。

1. 骨矿密度(BMD)测定　临床上多常规测定腰椎 BMD,因为椎骨受累程度重于其他部位。在糖皮质激素治疗的初期 BMD 迅速下降,随后出现缓慢而持久的 BMD 下降,骨质疏松性骨折的发生率也明显上升。因而有必要强调开始治疗前和治疗 6 个月后做腰椎 BMD 检查,以后每年 1 次。

2. 骨活检　骨组织形态学检查显示骨基质形成率降低,骨小梁虽然数量正常,但容量减少;骨吸收腔增多;成骨细胞的数量明显下降。

3. 生化检查

(1) 与骨形成有关的生化检查:反映骨形成的主要指标有血清总碱性磷酸酶(TALP)、骨碱性磷酸酶(BALP)及骨钙素等。① 糖皮质激素治疗后 TALP 无明显变化,但由成骨细胞分泌的 BALP 升高;② 骨钙素是成骨细胞分泌的一种骨非胶原蛋白,长期类固醇治疗可使其血清浓度降低;③ 血清 I 型前胶原羧基端前肽(carboxy terminal propeptide of type I procollagen,PICP)水平是反映成骨细胞活动和骨形成,以及反映 I 型胶原合成速率的特异指标。糖皮质激素治疗时,血清 PICP 含量减少。

(2) 钙:血清钙含量基本正常,但24 h 尿钙水平增高。

(3) 钙调节激素:钙磷代谢和骨重建过程中主要受 PTH,活性维生素 D 及降钙素三种激素的调节,血清维生素 D 及降钙素在类固醇治疗期间基本正常,PTH 可增高,也可维持在正常范围。

(4) 尿吡啶酚:尿吡啶酚是 I 型胶原(骨)和 I 型胶原(软骨)分解的标志物。糖皮质激素性骨质疏松时,尿中排量增多,反映骨吸收增强。

(四) 预防和治疗

1. 预防　应用最小有效剂量的糖皮质激素或选用短、中效糖皮质激素隔日疗法,可能对预防骨质疏松或减轻其程度有效。如类风湿关节炎患者给予小剂量泼尼松治疗,即能控制疾病的活动,改善病变关节的功能状态,又能维持骨结构的完整。然而不少人持反对意见,部分学者认为即便是小剂量糖皮质激素也足以促使骨质疏松的形成,而隔日疗法虽然维持了下丘脑-垂体-肾上腺轴正常的功能而减轻全身其他副作用,但仍不能阻止骨质丢失。有些新型类固醇药物应用于临床,如吸入性类固醇常规治疗剂量,对骨代谢影响较小,但大剂量使用仍会导致骨质疏松。同时所有接受类固醇治疗的患者应锻炼身体,限制烟酒,这有增强体质,缓解骨量丢失的作用。

2. 治疗药物

(1)钙剂:接受糖皮质激素治疗者肠道吸收钙减少,尿钙丢失增多,因而通过补钙纠正负钙平衡可减轻骨质丢失的程度。事实上有学者已证实,在服用类固醇药物的同时单独补充钙剂就可有效地限制骨吸收,降低骨矿的丢失。目前推荐的补钙剂量是每日 1 000～1 500 mg。

(2)维生素 D:维生素 D 可以预防和治疗糖皮质激素引起的骨质疏松。研究证明应用泼尼松治疗的风湿病患者加服维生素 D 或 25 羟维生素 D 以及钙剂能够明显增加桡骨密度。目前推荐剂量为:维生素 D 800 U/d 或 5 000 U 每周 3 次,或骨化三醇 0.15 mg/d。在用药过程中应注意监测血清或尿液钙的浓度,以避免高钙血症和高钙尿症。

(3)性激素替代治疗(HRT):研究结果表明,糖皮质激素性骨质疏松症者在接受类固醇治疗的同时并用雌激素和黄体酮,1 年后腰椎 BMD 增加。绝经期妇女使用糖皮质激素更应注意 HRT。用糖皮质激素治疗的男性患者血清睾丸水平下降。已有骨质疏松者经每月注射睾丸酮一次历时 1 年后,腰椎 BMD 显著增高的报道。

(4)噻嗪类利尿剂:限制钠盐摄入和使用噻嗪类利尿剂能够改善肠道吸收钙,减少尿钙的排泄,从而纠正与糖皮质激素治疗相关的高钙血症,维持钙平衡。目前推荐的剂量:氢氯噻嗪(双氢克尿塞)25 mg/d,可加服钾剂。

(5)二磷酸磷酸盐:二磷酸磷酸盐能够与骨再生中羟磷灰石的活性端结合,直接抑制破骨细胞来减少骨质吸收。目前常用的制剂有:etidronate,pamidronate 和 alendronate。etidronate 在初始预防中有效,后两种药物多用于治疗糖皮质激素诱发的骨质疏松症。推荐的剂量:etidronate的使用剂量 400 mg/d,pamidronate 为 150 mg/d。

(6)降钙素:降钙素可直接作用于破骨细胞,抑制骨质过度吸收,减少骨折发生率。目前推荐的剂量:皮下注射(每日或隔日 100 U)或鼻喷雾吸入(200 U/d)。

3. 治疗方案

(1)所有患者在糖皮质激素治疗初期都需常规补充钙和维生素 D 制剂。

(2)腰椎或髋部 BMD 异常者应采取性激素替代治疗。

(3)假如存在 HRT 禁忌证,可改用二磷酸盐类药物或降钙素治疗。

（4）绝经期妇女在糖皮质激素治疗期间即便 BMD 正常，也应开始 HRT。

（5）假如尿钙＞300 mg／d，未服用降钙素者需加服噻嗪类利尿剂；正在用降钙素的患者则应调整钙或降钙素的剂量。

（6）治疗 6～12 个月后复查 BMD，以判断预防骨质疏松的措施是否充分。假如 BMD 较基础值下降 5%，应换药或加服其他药物；如果 BMD 与基础值比较有所增加或维持稳定，或下降不超过 5%，则不需更改原有治疗。

张　展　官士兵　陈德松

第 二 章

局部封闭治疗的常见疾病

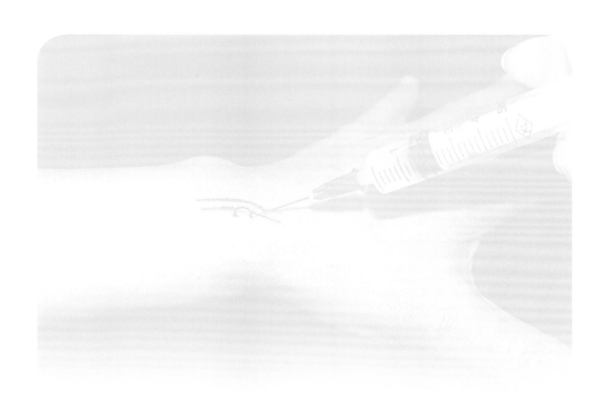

　　局部封闭在临床上应用很广,本章分十一节描述。① 腱鞘炎;② 周围神经卡压性疾病;③ 肩关节疼痛;④ 肌肉起止点及韧带劳损(无菌性炎症);⑤ 腰背疼痛;⑥ 滑囊炎;⑦ 退行性骨关节炎;⑧ 类风湿关节炎;⑨ 其他疾病的封闭治疗;⑩ 医源性并发症的防治;⑪ 局部注射长效糖皮质激素在手术中的应用。当然局部封闭还有不少其他领域的应用,特别要提一下局部封闭在皮肤科的应用,在皮肤科,医师不叫局部封闭,称之为局部注射,应用很广,如变态反应性皮肤病、结缔组织疾病、急性皮肤型红斑狼疮、硬皮病、类风湿关节炎、神经性皮炎等等很多疾病都用之有效。由于作者工作经验局限也只能写下与自己工作相关的内容。尽量将自己的有限的实际经验毫无保留地写出来,希望能够对同道在临床工作中有点参考作用。

第一节　腱鞘炎

　　腱鞘炎患者多见于中老年人,在成人常常有手部活动量较大的历史,特别是手工劳动者,骨质随着年龄增加而增生,随着腱鞘环形纤维的挛缩腱鞘渐渐缩小、狭窄而造成肌腱在其中活动不畅最后产生了腱鞘炎。妇女在哺乳期由于内分泌的影响,滑膜和腱膜的水肿造成腱鞘相对狭窄同样产生肌腱在腱鞘中滑动不畅,最后也导致了腱鞘炎。而在小儿可能是由于在拇指掌指关节旁的籽骨间韧带发育异常、挛缩致腱鞘狭窄所致。我们看到在所有患拇长屈肌腱鞘狭窄的小儿都可在拇指掌指关节掌侧扪及一明显隆起的肿块。在相当一部分成人患者也可能因为局部反复劳损造成籽骨间韧带挛缩,这是产生腱鞘狭窄的主要原因,当我们切开籽骨间韧带后拇指掌指关节掌侧正中隆起的肿块即消失。该病在临床上很常见,以伸屈手指时疼痛、有弹响、掌指关节处有明显压痛为主要表现。有时该病可能同时累及双手多个关节。

一、拇长屈肌缩窄性腱鞘炎

　　拇长屈肌缩窄性腱鞘炎是最常见的腱鞘炎,在成人常常有手指过分活动的历史,如织绒线、雕刻、弹钢琴、过分书写等。而在儿童则往往是由家长发现拇指不能伸屈,不让别人触碰拇指而送到医院就诊。

【诊断】

(1)可发生在任何年龄,并常常可见于婴幼儿,中老年更多见。表现为拇指活动时疼痛并有弹响。严重时可查及拇指末节关节不能作伸屈活动。

（2）可发现拇指于掌指关节处掌侧明显隆起，并有明显压痛。少数患者初次就诊就表现为拇指末节不能伸屈，拇指掌指关节处疼痛，掌侧正中有硬结样隆起而且压痛显著。

【治疗】

1. 封闭　用复方倍他米松（得宝松）0.5 ml+0.5% 布比卡因 1.5 ml 的混合液，对拇指粗大的患者复方倍他米松可用到 1 ml，0.5% 布比卡因可用到 2 ml。从拇指掌指纹以远 1 mm 处垂直进针、注入。要求拇指末节明显膨胀并发白，说明药物大部分进入腱鞘内（图 2-1-1）。

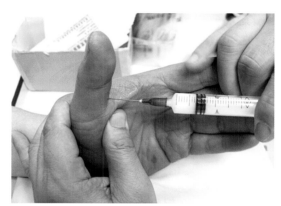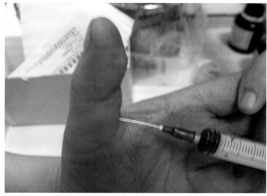

A. 于拇指腹侧掌指纹中点远侧2~3 mm处垂直进针，抵指骨后退少许注入药物。

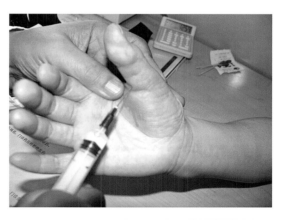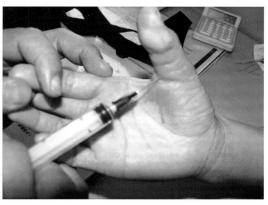

B. 要求药物必须注入腱鞘内，如药物注入腱鞘内，就可见到药物向远端推进并见到拇指末节指腹逐渐肿胀、发白、变硬，如此达到对腱鞘机械的目的。

◎ 图 2-1-1　拇长屈肌缩窄性腱鞘炎封闭治疗

2. 辅以止痛药物　如塞来昔布、双氯芬酸钠等。

局封治疗缩窄性腱鞘炎有两方面的作用：① 注射时的压力使缩窄的腱鞘扩大。② 复方倍他米松等缓释激素对纤维化的腱鞘有软化作用。因此不要轻视第 1 点的作用。

二、屈指肌腱缩窄性腱鞘炎

多见于中老年人，与手指过多活动有关，与较长时期的手部劳动有关，多见于依靠双手工作的劳动者，一直书写的中老年人亦常可见到。

【诊断】

中、环指常见。常常有手部胀痛，晨起手僵。掌侧指根部（相当于掌指关节处）疼痛，局部压痛明显，并可扪及疼痛部有隆起。患指活动时疼痛加重，并有弹响。有些患者表现为患指不能伸屈。这些症状表现为朝轻暮重，冷天加重。并可能累及双手和多指。有时该病可同时累及多个手指。

【治疗】

1. 封闭　用复方倍他米松 0.5～1 ml ＋ 0.5% 布比卡因 1.5～2 ml 的混合液，从患指掌横纹和指掌指纹中点处垂直进针、注入。要求患指末节明显膨胀并发白，说明药物大部分进入腱鞘内（图 2-1-2）。如系一手多指发生腱鞘炎，可作腕管封闭。这类患者常常合并有手部腱周滑膜炎（参见腕管综合征的治疗）。

2. 辅以止痛药物　如塞来昔布、双氯芬酸钠等，封闭后即可给患者服用，以减少麻药作用消失后发生的疼痛。

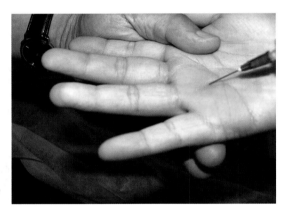

◎ 图 2-1-2　屈指肌腱缩窄性腱鞘炎封闭治疗

从近节指骨近端 A2 滑车处穿刺进入腱鞘内推注药物见环指末端发白隆起。

三、桡骨茎突缩窄性腱鞘炎

常常和妊娠、哺乳期有关，可能与这个时期妇女体内激素水平有关。反复用力使用手腕部工作亦有可能导致发病。该病很常见。

【诊断】

表现为腕桡侧疼痛并有明显的桡骨茎突处的局部压痛，拇指置手掌内用力握拳，即可引起疼痛。如再突然做被动腕关节尺偏活动则可能产生剧痛；桡骨茎突处常可扪及一隆起的痛性结节，压痛显著。

【治疗】

1. 封闭　令患者用力做拇指桡侧外展动作,扪清拇长展肌腱及拇短伸肌腱,用复方倍他米松 0.5 ml+0.5% 布比卡因 1.5 ml 的混合液,从这两根隆起肌腱处呈 45° 角进针、注入。要求药液沿拇长展肌腱、拇短伸肌腱扩散,说明药物大部分进入腱鞘内。为防止药物注入皮下引起皮肤发白变薄、萎缩,应先注入 0.5% 的布比卡因 0.5 ml,以确定穿刺针肯定在腱鞘内再注入复方倍他米松与麻药的混合液。这里的皮肤皮下组织特别薄,药物外漏特别容易使这里的皮肤变白、变薄(图 2-1-3)。因此,在这里封闭应该先把这些情况告知患者,以免引起不必要的纠纷。

2. 辅以止痛药物　如塞来昔布、双氯芬酸钠等。

四、拇长伸肌缩窄性腱鞘炎

该病不常见,作者先后仅治疗过 5 例,均于数月至数年前有手背桡侧的外伤史,可能与外伤造成的创伤性腱鞘炎和肌腱粘连有关。

【诊断】

伸拇时鼻烟窝近端疼痛,抗阻力伸拇时疼痛加重,于鼻烟窝近端沿拇长伸肌行径 2~3 cm 长一段相当于桡骨背侧结节(Lister 结节)尺侧处有明显压痛。抗阻力作伸拇指动作疼痛加重。

【治疗】

1. 封闭　令患者用力作伸拇指动作,沿拇长伸肌腱向近端处扪到有压痛的拇长伸肌腱,在 Lister 结节尺侧的压痛点处用复方倍他米松 0.5 ml+0.5% 布比卡因 1.5 ml 的混合液,从 Lister 结节尺侧远端与皮肤呈 45° 角向近端进针、注入(药物注入于 Lister 结节尺侧)(图 2-1-4)。要求药液沿拇长伸肌腱扩散,说明药物大部分进入腱鞘。要防止药物注入皮下(参见桡骨茎突缩窄性腱鞘炎)。

2. 辅以止痛药物　如塞来昔布、双氯芬酸钠等。

有人认为即使封闭药物没有注入腱鞘内也有一定效果。但是,这里想说一下,药物注在腱鞘外虽然有一定的效果,但可以肯定地说效果不如将药物直接注入腱鞘内。局部封闭治愈缩窄性腱鞘炎,有两方面的作用:一是靠注射时的压力将腱鞘扩张;二是靠缓慢释放的激素的局部消炎作用和使腱鞘逐步软化的作用。如将药物注在腱鞘外,对腱鞘无扩张作用,而且药物向四周扩散,造成局部药力不集中,药物对腱鞘环形纤维内的渗透不佳,腱鞘就不能很好地软化,仅有局部消炎的作用,而扩散的药物可能软化了周围组织,易造成周围组织萎缩,如针刺不够深药物向皮肤扩散则可能造成皮下、皮肤组织变薄,皮肤变薄发白。甚至造成医疗纠纷,而腱鞘炎的症状可能仍然存在。

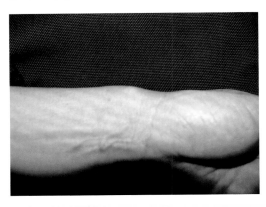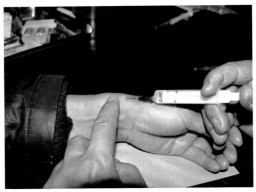

A. 扪清桡骨茎突处的腱鞘后，穿刺注入0.25%的布比卡因1 ml，以证实穿刺针在腱鞘内。

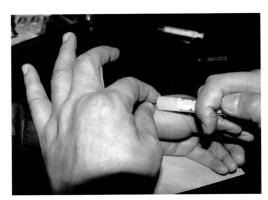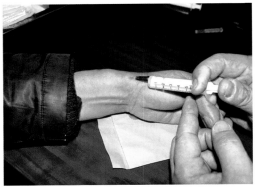

B. 换上含有复方倍他米松0.5 ml+0.5%布比卡因1.5 ml的混合液注入腱鞘内，以保证药物完全
注入腱鞘内，这样就可能减少药物漏到皮下和皮内，可减少局封引起的皮肤并发症。

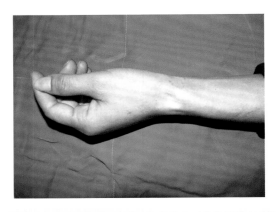

C. 手腕桡侧封闭后2个月皮肤变白、变薄，可能是由于药物漏到皮下的缘故。

◎ 图2-1-3　桡骨茎突缩窄性腱鞘炎封闭治疗

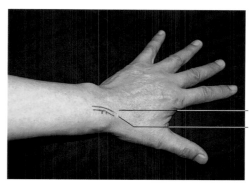
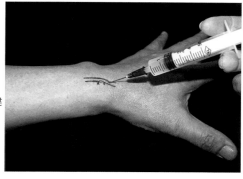

拇长伸肌腱
Lister结节

◎ 图2-1-4　拇长伸肌缩窄性腱鞘炎局封治疗

扣清 Lister 结节,紧贴结节尺侧就是拇长伸肌腱的腱鞘,从 Lister 结节尺侧远端与皮肤呈45°角向近端进针、注入药物。

另外,应该注意,封闭药物注入腱鞘内后,麻醉药物作用消失后常常十分疼痛,这是由于注射的压力扩张了腱鞘造成的损伤,以及缓释性激素的早期对组织刺激的反应,局部疼痛可能十分剧烈,以至有患者紧张得半夜去看急诊,所以注射前应向患者解释清楚,并同时给予止痛药物,以预防或减轻注射后的疼痛。对先后做过 3 次或 3 次以上局部封闭而仍未能治愈的患者,应考虑手术治疗。

附：腱鞘囊肿的注射治疗

腱鞘囊肿是常见病,绝大多数外科医师选择手术治疗,对那些害怕手术坚决不愿手术的患者,也可以采用注射治疗,即将腱鞘囊肿内的冻胶样内容物抽出,尽可能抽干净,然后注入复方倍他米松与 0.5% 布比卡因混合液,注射量根据腱鞘囊肿的大小而定,一般用 0.2~1.0 ml 的复方倍他米松+1 倍剂量的 0.5% 布比卡因。一次注射治疗的治愈率为 40%~50%,两次及两次以上注射治疗的治愈率为 60%~70%。

作者曾治疗 1 例 7 岁男孩双侧腕关节双侧踝关节多发性如鸭蛋样大小的腱鞘囊肿,经抽出内容物后注入复方倍他米松与 0.5% 布比卡因混合液,先后经 5 次治疗,大部分囊肿已消失,仅剩右腕部桡侧一囊肿壁较厚的囊肿仍能扣及。

李中锋　陈德松

第二节 周围神经卡压性疾病

　　周围神经卡压性疾病是指周围神经出椎间孔后的行径上受到自己解剖结构的压迫或多年前外伤形成的纤维组织粘连的牵拉或压迫，也可能是外伤后形成的瘢痕组织的压迫造成了周围神经缓慢地损伤。大多数周围神经卡压性疾病与反复重复某个动作有关，如指神经卡压可能与常常用手指根部钳夹东西有关；腕管综合征常常与手指过度活动有关，如用手工织绒线，造成腕管内滑膜水肿压迫正中神经而产生；肘管综合征常与肘关节过多活动有关；也有人认为可能是某个已不能回忆的轻微外伤成为一些神经受压的原因，如曾经滑了一下，差点跌倒但没有跌倒，这种情况在人的一生不知发生过多少次，谁也记不清，但是可能有一次或多次因为保护头部不受损伤，颈部快速前屈或后仰，这个动作靠颈部肌肉的强力收缩而完成，肌肉的神经面坚韧的腱性组织就可能损伤了臂丛神经，而强力收缩后的肌肉也可能有轻微的损伤，产生的纤维组织增生以后可能仍然继续压迫着颈部神经根，这就为以后发生胸廓出口综合征打下了基础，当然本来就有颈部骨性畸形就更容易损伤颈部神经根了。局部封闭有可能软化这些压迫神经的组织并能够消除受压神经及周围组织的水肿，从而达到治疗甚至治愈周围神经卡压的目的。因此，局部封闭是非手术治疗周围神经卡压性疾病的重要方法之一，也是判断是否存在周围神经卡压以及确切判断卡压部位的重要手段之一。此外，在诊断周围神经卡压时还要常常想到双卡和多卡的可能性，以免漏诊及误诊。

一、指神经卡压

　　手指神经卡压大多数是由于指根部受到一个经常反复的压力造成，该病不多见，见到的多数与过多书写、手指握笔姿势不良有关。而拇指的指神经卡压与握榔头有关，作者曾治疗4例拇指的尺侧指神经卡压的患者，均是优势手，均是钳工。

　　【诊断】

　　无明显诱因，手指一侧或拇指一侧麻痛，同侧手指针刺痛觉减退，于指根部叩击常可发现Tinel征阳性。

【治疗】

1. 封闭治疗　用复方倍他米松(得宝松)0.2 ml+0.5%布比卡因0.5 ml的混合液,从指根部可叩击Tinel征阳性处垂直进针、注入(图2-2-1)。

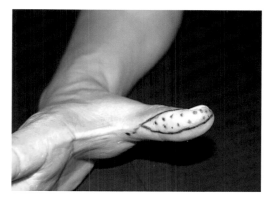

A. 钳工15年工龄,右拇指尺侧指
神经卡压,拇指尺侧针刺痛觉减退。

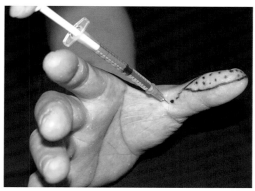

B. 于Tinel(+)处作封闭。

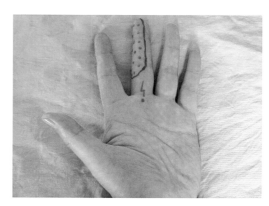

C. 左手中指桡侧指神经卡压,
中指桡侧半近指纹以远针刺痛觉减退。

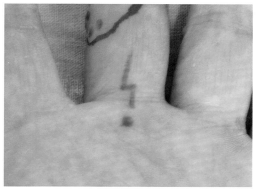

D. Tinel征中指掌侧指根部。

◎ 图2-2-1　指神经卡压局封治疗

2. 药物治疗　辅以止痛药物,如塞来昔布、双氯芬酸钠等。

3. 物理治疗　局部理疗也是一种有效的方法,如氦-氖激光或红外线照射。

二、桡神经浅支卡压

桡神经浅支在肘部从桡神经主干分出后紧贴肱桡肌深面行走,至肱桡肌和桡侧腕长伸肌肌腱、肌腹交界处由这两腱深层斜穿向浅层，此段桡神经浅支相对固定，并可随伸屈腕关节受到牵拉和钳夹而被卡压。

【诊断】

（1）手背疼痛、麻木，握拳、屈腕、前臂旋前时症状加重，为灼性痛或麻痛和针刺样痛，向手指放射，亦可放射至肘部甚至肩部。常有外伤、劳损史。

（2）手部无力，握拳、抓、捏、屈腕等动作均可能诱发疼痛而不能用力。

（3）前臂前 1/3 段和中 1/3 段交界处桡侧有一固定的 Tinel 征阳性点。

（4）电生理检查可协助诊断。大多可发现传导速度变慢，诱发电位振幅降低。严重病例可记录不到感觉电位。

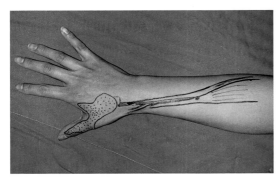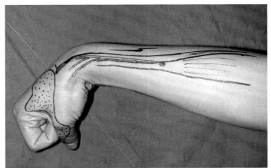

A. 临床检查图。

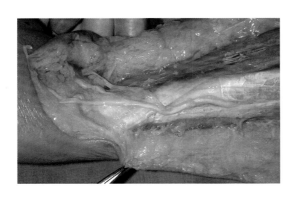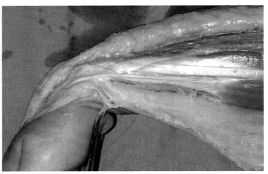

B. 解剖图。

◎ 图 2-2-2　桡神经浅支卡压临床检查图及解剖图

从临床检查图及解剖图所示：当腕关节背屈时桡神经浅支处松弛状，而掌屈时桡神经浅支被拉紧。

【治疗】

1. 封闭治疗　用复方倍他米松 0.2~0.4 ml+0.5% 布比卡因 0.5~1.0 ml 的混合液,从前臂桡侧 Tinel 征最显著部位垂直进针,2~3 min 后症状减轻,甚至完全消失,手指力量加强。由于该注射点和前臂外侧皮神经相距太近,可先于前臂近端头静脉旁注射 1% 利多卡因或 0.25% 布比卡因,如疼痛消失则可能是前臂外侧皮神经引起的疼痛。这也是前臂外侧皮神经卡压和桡神经浅支卡压的鉴别方法之一。

2. 药物治疗　辅以止痛药物,如塞来昔布(西乐葆),多用于活动时疼痛;双氯芬酸钠(扶他林)等。如疼痛影响睡眠时可用缓释型盐酸曲马多(奇曼丁),该药多用于静止时疼痛。

3. 手术治疗　非手术治疗无效时可选择手术治疗;或 Tinel 征最显著处曾有外伤史,局部有坚韧的瘢痕组织,亦可考虑手术治疗。

Dellon 报道的 51 例病例全部有感觉改变。作者先后诊治了 30 余例桡神经浅支卡压的患者,也均有手背及前臂桡侧感觉的改变,大多数是感觉减退。该病用局部封闭治疗的效果很好,1~2 次封闭大多数患者可治愈,笔者的病例中仅 1 例行手术治疗,其余患者均用封闭治愈。本院 2 位同仁分别于 3 年和 5 年后复发,再予局部封闭 1 次至今约 10 年未发。

桡神经浅支是一支很特别的神经,它的绝对支配区大多数在拇指背侧,不同于书本上说的那样其绝对支配区在虎口背侧。它可以很好地代偿正中神经在拇指指腹的感觉功能,而正中神经常常不能代偿桡神经浅支在拇指背侧的感觉。由于腕关节的屈伸对桡神经浅支的牵拉幅度较大,所以桡神经浅支一旦损伤常常不易完全恢复,再生的轴突常常很难成熟,造成手背桡侧感觉过敏,损伤段神经长期 Tinel 征(+),严重的病例可能影响腕关节的屈曲功能,如局部封闭无效可动员患者切除病变的桡神经浅支段,可不作修复,解除了神经瘤对大脑皮质的抑制,邻近正常神经代偿成功,常可解决手背的麻木。

三、前臂外侧皮神经卡压

前臂外侧皮神经是肌皮神经的延续,支配前臂外侧,部分腕背部及手背侧感觉,该神经与头静脉伴行。在肘下方前臂外侧皮神经常常和头静脉紧贴而行。大多数患者曾有同侧头静脉注射史并可能曾有注射后静脉炎的病史。该神经卡压常常需要与桡神经浅支卡压相鉴别。

【诊断】

(1) 同侧头静脉可能有穿刺史,特别可能有注入高渗液体或刺激很大的液体的经历,如:50% 的葡萄糖,抗癌药物等。

(2) 前臂外侧麻痛,前臂外侧针刺痛觉常有减退。

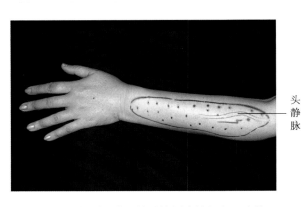

◎ 图 2-2-3　前臂外侧皮神经卡压症的
皮肤感觉改变范围

头静脉

（3）沿前臂外侧头静脉行径 Tinel 征常常（+），见图 2-2-3。

【治疗】

1. 物理治疗　以前臂外侧头静脉行径 Tinel 征阳性处为中心作物理治疗，如红外线、激光照射、超短波等治疗。

2. 封闭治疗　以头静脉行径 Tinel 征阳性最明显处为中心点封闭，常用复方倍他米松 0.2～0.5 ml+0.5% 布比卡因 0.5 ml 作局部注射。注射前应回抽，切不可注入静脉内。注射后 1～2 min 症状消失，说明诊断正确，治疗也正确。

四、骨间后神经卡压综合征

桡神经在肘部分为两支，其深支即骨间后神经。骨间后神经在穿经旋后肌时，旋后肌近端缘的腱性组织即 Froshe 弓可能对该神经产生压迫（图 2-2-4），这是骨间后神经卡压综合征产生的主要原因。

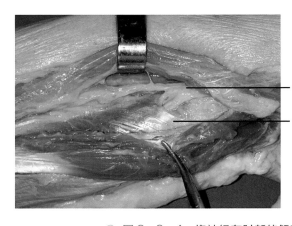

骨间后神经

旋后肌管及Froshe弓

◎ 图 2-2-4　桡神经在肘部的解剖

【诊断】

（1）常见于男性优势手：手工业工人多见，中青年多见。作者调查了 30 例骨间后神经卡压的患者，优势手为 26 例，22 例为手工劳动者，另外 6 例亦有很频繁的手部活动。

（2）手部无力，患者主要诉述伸指、伸拇及前臂旋后无力。晚期可出现指下垂、拇下垂。前臂伸肌群的萎缩。肘外侧疼痛，常为夜间痛，疼痛可放射至肩部，向下可放射到前臂下段。

（3）肱骨外上髁及其下方常有局部压痛。少数纤瘦的患者肌肉萎缩，可扪到条索状肿块，肿块有压痛。伸指、伸拇肌力明显下降，大多患者就诊时已不能伸指、伸拇（图2-2-5A）。

（4）中指试验（+）：伸肘位、腕平伸、抗阻力伸中指，可诱发肘外侧痛。甩水试验（+）：屈腕位，反复旋转前臂，像甩掉手部所沾的水，亦可诱发肘外侧疼痛。

（5）电生理检查：可发现骨间后神经的运动神经传导速度下降。伸指、伸拇及尺侧伸腕肌有纤颤电位。

【治疗】

1. 封闭治疗　本病一旦诊断常需手术治疗。对电生理检查（-），肘外侧疼痛较重者，以及不愿手术的患者可予封闭治疗。用复方倍他米松7 mg/ml+0.5％布比卡因2 ml的混合液，从肘外侧压痛最明显处垂直进针、注入药物（图2-2-5B）。如在肱骨外上髁上方亦存在明显压痛，不要在外上髁顶部皮下注射药物，以免造成局部皮肤萎缩和白斑。封闭前应告知患者注射后可能有4~6 h，亦可能更长的时间伸指、伸拇不能，以免造成不必要的担心和紧张。如就诊时已发生伸指、伸拇不能，应动员患者及早手术治疗。

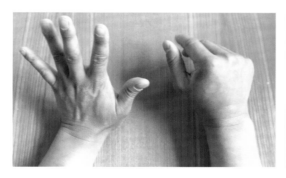
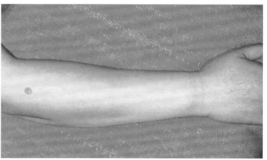

A. 右手不能伸指、伸拇。　　　　　　　　　　　B. 封闭进针点。

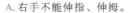

◎ 图2-2-5　骨间后神经卡压综合征

2. 药物治疗　辅以止痛药物，如塞来昔布、双氯芬酸钠等等。如疼痛影响到睡眠可用缓释型盐酸曲马多。

李中锋　陈德松

五、骨间后神经末支卡压

骨间后神经在分出最后一支运动支后即为骨间后神经终末支,到这里该神经基本是感觉神经纤维,但不支配皮肤的感觉,仅支配腕背部深层的感觉。故主要是酸痛、胀痛等不适。该支神经跨越桡月关节、头月关节,故掌屈腕关节时该神经必然被牵拉。因此,如腕背侧的损伤使该神经周围产生粘连或腕背部腱鞘囊肿推移了该神经,屈曲腕关节时就可能产生疼痛(图2-2-6)。

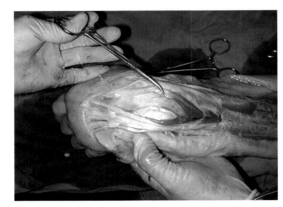 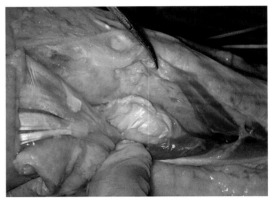

◎ 图2-2-6 骨间后神经解剖

解剖研究可见骨间后神经终末支腕掌屈时拉紧,腕背屈时变弯曲、松弛。

【诊断】

(1)腕关节背侧胀痛、酸胀,早晨起身时腕部胀痛较重。

(2)局部活动增多时疼痛加重,严重时不能提重物。部分患者诉肘外侧亦疼痛不适。

(3)腕关节掌屈时,腕背横纹指总伸肌腱桡侧有明显的压痛,少数患者肱骨外上髁下方2~3 cm处亦有压痛。

(4)由于骨间后神经末支位于腕背,并跨过桡-月关节,所以用力握拳、掌屈腕时腕背疼痛明显加重,背屈腕关节手指放松可无任何不适(图2-2-7)。

(5)肘外侧封闭试验:于肱骨外上髁内侧穿刺进针,针刺抵外上髁基底部,注入0.25%布比卡因2~3 ml,封闭骨间后神经2~3 min后,腕痛症状消失,提示该患者的腕背痛和骨间后神经有关,从而可判断腕背正中的疼痛是由骨间后神经末支卡压造成。

【治疗】

1. 封闭治疗 用复方倍他米松0.5 ml+0.5%布比卡因1 ml的混合液,从腕背压之痛点处穿

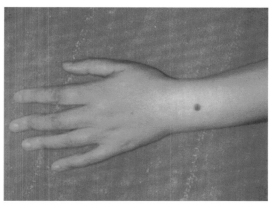

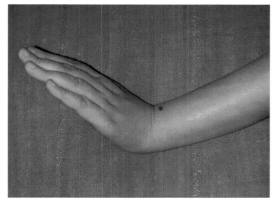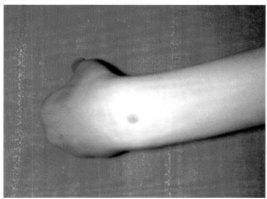

◎ 图 2-2-7 骨间后神经末支卡压

腕背近端横纹正中有一明显压痛,伸腕时减轻,屈腕时疼痛加重。

刺进针抵腕部骨质后,注入药液,每月注药 1 次;如用曲安奈德者应每周注药 1 次,大多数患者局封后 3~4 次,症状可完全消失。

2. 辅助治疗 　辅以局部 He－Ne 激光照射、红外线照线、蜡疗及止痛药物。

3. 手术治疗 　非手术治疗无效时可考虑手术治疗。手术仅需在腕背作一小切口,切除 1 cm 长一段骨间后神经终末支。

六、上臂桡神经卡压

桡神经在进入肱骨桡神经沟时及在沟内近出沟的一段受到三头肌外侧头起始腱性纤维的包裹,劳累或用力不当,甚至不良体位如上肢屈肘并压在身下睡觉均可能造成上臂段桡神经卡压。最近由于认识了该病,在临床上发现该病很常见。患者常诉颈肩部疼痛手麻,麻痛至拇指背,检查时发现压痛最明显的部位是上臂段桡神经。EMG 在早期可能无异常发现,但 B 超在早期可发现有压痛的桡神经较健侧增粗，并可见到增粗的神经突然变细的形态。少数病例见到桡神经上有压迹(图 2 - 2 - 8)。

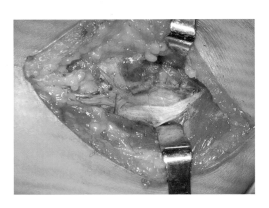

A.上臂桡神经在三头肌外侧头的腱性纤维下方受压。

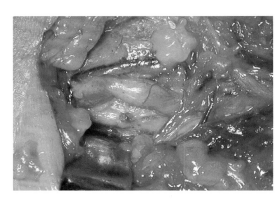

B.受压的桡神经处有明显的压迹。

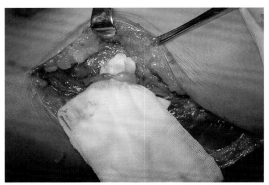

C.在手术显微镜下分离压迹处增生的外膜见受压处神经像细丝样。

◎ 图2-2-8　上臂桡神经卡压

【诊断】

(1) 疼痛，无明显诱因上臂疼痛，患者常诉疼痛在肩后外下方即三角肌后缘下方，亦可表现为颈肩部疼痛。

(2) 在三角肌后缘近止点处常可扪及质地偏硬的条索样的桡神经，此段的桡神经常常压之酸痛明显，且有麻痛，并向手背放射。

(3) 晚期可出现肌肉麻痹，逐渐出现伸腕伸指不能，感觉障碍常于手背和拇指背处。

(4) 肌电图检查：可证实上臂桡神经损伤，但是肌电图的阴性结果不能排除该病。

（5）B超检查：常常可见桡神经沟处桡神经明显增粗、水肿，在桡神经转行到上臂中下1/3~1/2处桡神经沟内可见到桡神经突然变细。

【治疗】

1. 封闭治疗　早期以颈肩部痛为主要表现的患者可先行非手术治疗，作局部封闭。扪及桡神经并在体表画出疼痛神经的行径。用复方倍他米松7 mg/ml＋0.5%布比卡因3 ml的混合液，从三角肌后缘压痛点处穿刺进针抵桡神经旁注入（图2-2-9）。于封闭前应告知患者注射后可能有5~6 h亦可能需更长的时间，甚至可能12 h伸腕、伸指、伸拇不能，但是一定能够恢复，以免造成不必要的担心和紧张。

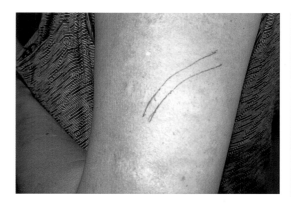
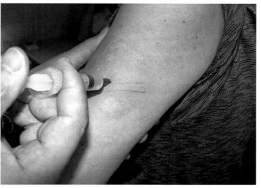

A.上臂桡神经卡压症，可扪及肿胀有触痛的桡神经。　　B.于触痛点最显著处作局部封闭。

◎ 图2-2-9　上臂桡神经卡压封闭治疗

2. 药物、物理及手术治疗　患肢充分的休息，必要时用石膏托固定伸腕、伸2~5指掌指关节位，给予适当的药物治疗，主要是肌松药物和神经营养药物。辅以物理治疗如电刺激治疗。如患者伸腕伸指已无力或已不能伸腕伸指，肌电图见桡神经损伤，应动员患者及早手术探查，作神经松解术亦可能需要切除病变的神经段作神经端端缝接术。以运动纤维为主的桡神经的功能恢复大多是比较满意的。术后亦仍需要用石膏托固定伸腕、伸指位，3周后可以白天用石膏托固定，整个夜晚不用任何固定。但需同时继续作物理治疗，服用神经营养药物，直到桡神经功能基本恢复。

七、腕尺管综合征

尺神经经过腕部时，通过的一个骨纤维管道，这就是Guyon管，在这里尺神经容易受到卡压。一旦尺神经在这里受压即为腕尺管综合征，即Guyon管综合征。

【诊断】

（1）环、小指麻痛，手内在肌无力，手内在肌萎缩，晚期环、小指呈爪形畸形；环指尺侧、小指掌侧及手掌侧尺感觉减退而掌背尺侧感觉正常即应考虑到该病。腕掌尺侧，豌豆骨附近Tinel 征常常（+），见图 2-2-10。

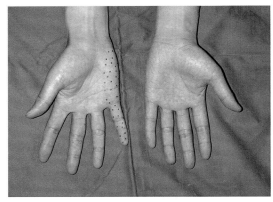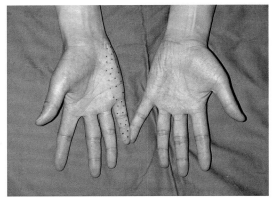
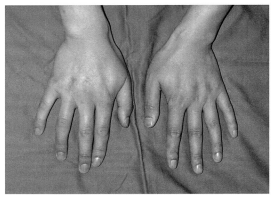

◎ 图 2-2-10　腕尺管综合征

右手环指尺侧、小指掌侧及手掌侧尺感觉减退，小指外展无力。掌背尺侧感觉正常。

（2）肌电图检查：可见到尺神经支配的蚓状肌、骨间肌、拇收肌有失神经电位，在腕部的运动和感觉神经传导速度减慢有助于本病的确诊和定位。腕部正侧位片可以明确钩骨钩有无病变。超声检查和 MRI 检查有助于明确腕尺管处的尺神经形态以及是否存在肿瘤，如腱鞘囊肿以及是否存在骨性病变。

【治疗】

1. 手术治疗　本病一旦诊断常需手术治疗。特别有明确的钩骨钩病变和存在腱鞘囊肿。

2. 封闭治疗　不愿手术治疗的患者可考虑非手术治疗,常用局部封闭。一般用复方倍他米松 0.5 ml+0.5% 布比卡因 1.5 ml 的混合液,从尺侧腕屈肌内侧缘腕横纹上 1~1.5 cm 处穿刺进针呈 30°~45°角刺入腕尺管回抽无血注入。每 3 周 1 次,如 3~4 次后无恢复迹象,再次动员患者手术治疗。

3. 辅助治疗　辅以物理治疗如电刺激治疗及神经营养药物。

4. 爪形手矫形术　如 6 个月至 1 年后尺神经功能仍没有恢复,手内在肌已明显萎缩,可考虑作爪形手矫形术。

八、尺神经腕背支卡压

尺神经腕背支于腕上 7~9 cm 处从尺神经主干发出,该神经行至尺骨小头远端缘水平分为 3 支,其中一支紧贴骨膜,沿尺骨小头远侧缘绕向桡侧,造成尺神经腕背支在该处比较固定而容易损伤受到卡压(图 2-2-11A)。可能和长期反复屈伸腕活动有关。应与下尺桡关节脱位三角软骨损伤等疾病相鉴别。

【诊断】

(1)腕尺侧疼痛,疼痛性质为麻痛,酸痛,胀痛。

(2)腕被动桡偏时疼痛加重,腕掌屈时疼痛加剧且有麻感。

(3)腕尺侧均有明显压痛点。压痛点均局限在尺骨小头外侧缘和远侧缘。在压痛点叩击,可引起手背尺侧发麻(Tinel 征)(图 2-2-11B)。

(4)腕背尺侧及前臂尺侧远段有针刺痛觉减退区。

【治疗】

1. 封闭治疗　以局部封闭治疗为主,用复方倍他米松 0.5 ml+0.5% 布比卡因 1.5 ml 的混合液,亦可在注入药物中加糜蛋白酶 4 000 U,甲钴胺(弥可保)0.5 mg。从尺骨小头尺侧压之麻痛处垂直穿刺进针抵尺骨回抽无血后注入(图 2-2-11C)。

2. 辅助治疗　辅以物理治疗如电刺激治疗及神经营养药物。

九、肘管综合征

肘管也是一个骨纤维管道,其纤维增厚的部分称弓状韧带,该增厚部分的韧带常可使尺神经受到卡压,此外,肘部在作屈伸运动时,屈肘特别是完全屈肘时肘管压力明显增大,可对尺神经产生压迫,同时屈肘又对肘部尺神经产生牵拉,可能进一步损伤尺神经(图 2-2-12)。这些就是肘管综合征产生的主要原因。肘管综合征又称肘部尺神经卡压症、肘部迟发性尺神经炎。局部封闭不能解决肘管综合征产生的病因。该病仍以手术治疗为主要手段。

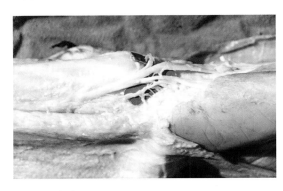 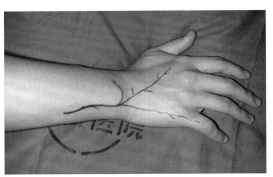

A.尺神经腕背支常分为三支：1.环绕尺骨小头支；2.走向示指MP关节处；3.走向小指背侧支。

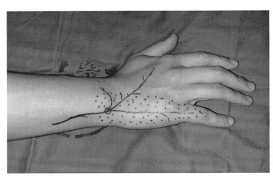 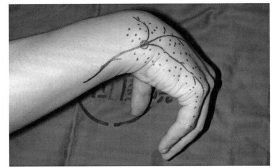

B.尺神经腕背支卡压时腕背尺侧针刺痛觉改变，腕背屈时疼痛减轻，腕掌屈时疼痛加重。

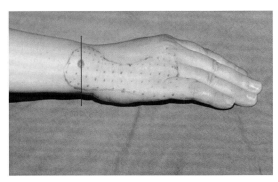 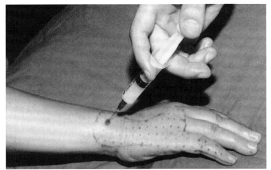

C.局部封闭治疗尺神经腕背支卡压。

◎ 图2-2-11　尺神经腕背支卡压

【诊断】

（1）常见于中年男性，以体力劳动者多见。环小指的麻木和刺痛感。患者可有手部乏力、握力减退、肌肉萎缩、手部活动笨拙、晚期可出现爪形手畸形。

（2）环指尺侧和小指的感觉障碍，包括刺痛觉减退、消失或过敏。

（3）肘管部的 Tinel 征常为阳性，并可帮助定位。

（4）肌电图：表现为尺神经支配肌的失神经电位，在肘部的运动和感觉神经传导速度减慢是最有价值的诊断依据。

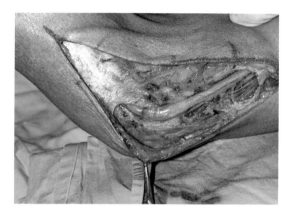

◎ 图 2-2-12　肘管内的尺神经段

肘管内的尺神经段呈神经瘤样变。

（5）B 超：可见肘管部尺神经在卡压处近端增粗、卡压部尺神经变细。

（6）X 线片：可能有肘部陈旧性骨折畸形愈合、肘关节骨性关节炎等改变的表现。

【治疗】

1. 手术治疗　肘管综合征一旦确诊应告知患者，该病可能进展很快，不久就可能出现手指不能伸直即爪形手畸形。目前手术治疗是稳定病情、阻断尺神经进一步损伤的最好方法。

2. 早期患者的治疗　对年轻早期的患者可考虑在密切观察下做非手术治疗，对坚决不愿手术的患者应在讲清楚疾病的可能发展和预后之后再进行非手术治疗。

3. 非手术治疗

（1）肘管封闭：用复方倍他米松 1 ml+0.5% 布比卡因 2 ml 的混合液，从肱骨内上髁后方尺神经旁穿刺进入肘管内回抽无血后注入。每月 1 次，连续 3~4 次。亦可在注入药物中加糜蛋白酶 4 000~8 000 U，甲钴胺（弥可保）0.5~1 mg。

（2）用石膏托或支架固定肘关节于 135° 位，前臂旋后，腕关节于中立位。每晚睡前固定好，第二天晨去除，连续 3 个月。

（3）辅以神经营养药物口服。

十、腕管综合征

腕管综合征（腕部正中神经卡压）是医学史上最早发现的周围神经卡压性疾病，1854 年由 Paget 首先报道。是正中神经经过腕管时受到压迫所致。如注意到该综合征，熟悉了该病的种种表现就可以发现该病是手麻痛和夜间手麻痛加重的最常见疾病。腕管综合征的主要病因是腕管内压增大。腕管内压增大主要有两大因素：① 和腕管的容积减小有关，特别和腕管横截

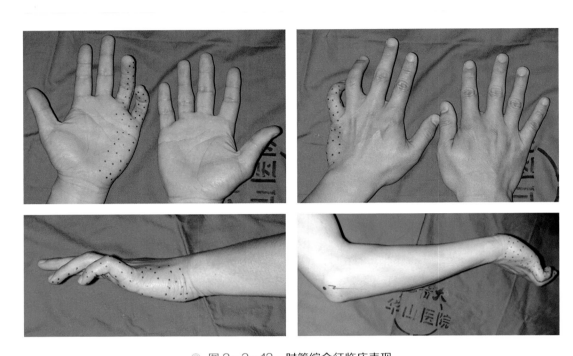

◎ 图2-2-13　肘管综合征临床表现

手掌尺侧、掌背尺侧及尺侧一个半手指针刺痛觉减退，爪形手形成，肱骨内上髁后肘管处 Tinel 征（＋）。

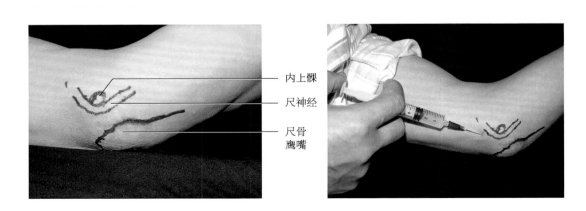

内上髁

尺神经

尺骨
鹰嘴

A. 肘部骨性标志。　　　　　　　　　　　　　　　B. 封闭穿刺时避开尺神经。

◎ 图2-2-14　肘管综合征封闭治疗

面减小有关,这点可能与腕部骨、关节的退行性变以及腕骨间韧带骨化关系密切。② 和腕管内的内容物增加有关,腕管内滑膜的增生,滑膜的无菌性炎症、纤维化又可造成腕管内的内容物增加就更增大了腕管的内压。这两点都和过多的腕部活动有因果关系。故大多数患者是老年患者,有腕手部过劳的病史。而中青年女性患者,可能是怀孕、哺乳期内分泌激素的影响导致腕管内滑膜水肿,使腕管内的内容物增加。故大多数腕管综合征对腕管内封闭有效。作者最近随访了 40 余例主要用局部封闭治疗的无肌肉萎缩的腕管综合征患者,早期全部患者有效,34 例效果明显,6 例手麻症状改善不够,建议其手术治疗,其中 5 例 3 个月后做手术治疗,术中见腕横韧带近侧缘下方正中神经约 1 cm 长一段被卡压,明显变薄变细,松开止血带后该段神经充血、水肿、呈紫色。因此,经 3 次局部封闭而症状改善不明显者应考虑手术治疗。如果在治疗前用 B 超检查腕部正中神经的形态、受压部位的变化,结合电生理的检查结果可能对选择治疗有帮助。

正中神经于腕横韧带下方受压,B 超表现与术中所见对比,见图 2-2-15。

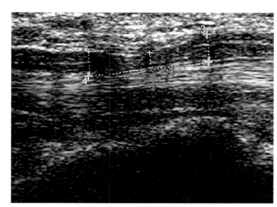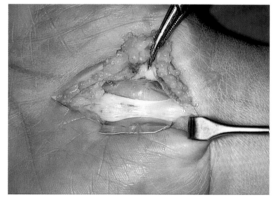

◎ 图 2-2-15 腕部正中神经卡压

正中神经受压处,B 超表现与术中所见几乎完全相同。

【诊断】

(1)常见于中年女性,40~60 岁好发,桡侧三指半麻木、疼痛,常常有夜间加重,并常有夜间麻醒史,甩手或搓手等活动后好转(图 2-2-16A)。

(2)严重者可发生大鱼际肌萎缩,拇对掌功能受限(图 2-2-16B、C)。

(3)腕管部 Tinel 征(+)(图 2-2-16D、E)。

(4)电生理检查:可见大鱼际肌出现纤颤电位、正中神经感觉和运动神经传导速度减慢。

(5)B 超:可见腕管部正中神经在卡压处近端增粗、卡压部神经变细。

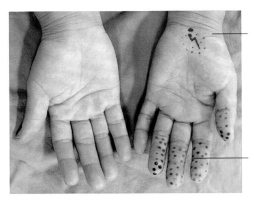

腕管处Tinel征(+)

桡侧三个半指针刺痛觉减退

A.

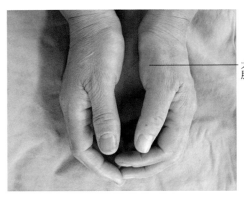

大鱼际肌萎缩

B.

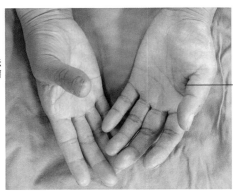

左拇指掌侧外展不能

C.

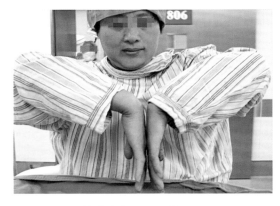

D. Phalen Test 屈腕位1 min患侧手指麻痛。

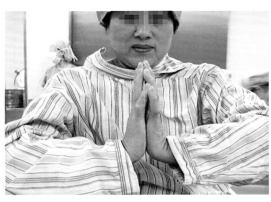

E. 同样腕背屈位1 min患侧手指亦麻痛。

◎ 图2-2-16 腕管综合征的特殊检查

【治疗】

1. 局部封闭结合夹板治疗 如用曲安奈德封闭,每周 1 次局封,4~6 次为 1 个疗程,一般作 1~2 个疗程。如用复方倍他米松,3~4 周 1 次,2~3 次为 1 个疗程。在腕横纹近侧 1 cm 左右,掌长肌的尺侧避开可见的小血管进针,针尖指向第二指蹼,呈 45°角,穿入腕管注入药物。如以手麻痛为主要临床表现,可在注入药物中加糜蛋白酶 4 000~8 000 U,甲钴胺(弥可保)0.5~1 mg。

2. 辅助治疗 辅以物理治疗如电刺激治疗、神经营养药物及用可拆性腕关节平伸位石膏托或支架固定,于夜晚固定,日间拆除照常工作。

3. 手术治疗 如非手术治疗无效,或有大鱼际肌萎缩,应及早手术治疗。早期病例仅需切开腕横韧带即可,亦可在内窥镜下切断腕横韧带。如有大鱼际肌萎缩则应松解正中神经和正中神经返支。如大鱼际肌萎缩太久,超过 1 年以上,拇对掌功能仍不能恢复或受限而影响工作,应作拇对掌功能重建。

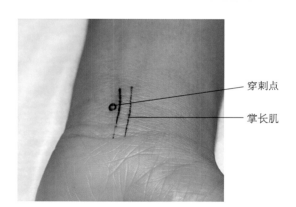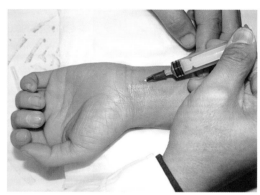

穿刺点

掌长肌

◎ 图 2-2-17 腕管综合征封闭治疗

在腕横纹近侧 1 cm 左右,掌长肌的尺侧避开可见的小血管进针,针尖指向第二指蹼,呈 45°角,穿入腕管,注入药物。

十一、正中神经掌皮支卡压

【诊断】

(1)手掌部不适、麻痛,时有腕部疼痛不适。

(2)掌部大鱼际肌表面部分皮肤感觉针刺痛觉减退。

(3)腕掌侧横纹舟状骨结节处有明显压痛。

患者女,41 岁,左手掌疼痛、不适 2 月余,检查时发现舟状骨结节处压痛明显,大鱼际肌表

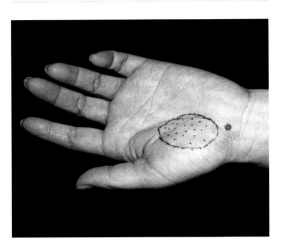

◎ 图 2-2-18　正中神经掌皮支卡压

面部分皮肤感觉针刺痛觉减退。经舟状骨结节压痛处注入曲安奈德 0.4 ml+0.5% 布比卡因 0.4 ml,仅一次症状显著改善。

【治疗】

1. 局部封闭　用曲安奈德 0.25 ml(10 mg) 或复方倍他米松 0.5 ml(3.5 mg) 加等量 0.5% 布比卡因从压痛最显著点刺入抵舟状骨结节注入。

2. 辅助治疗　手麻,手部针刺痛觉明显减退者可给予神经营养药物如甲钴胺、维生素 B_1、维生素 B_6、地巴唑等药。疼痛者可适当给予镇痛药,以 NSAID 类为主。

十二、前骨间神经卡压综合征

前骨间神经是正中神经在前臂分出的一支运动支,支配示指的指深屈肌、拇长屈肌及旋前方肌,由于没有皮神经,所以前骨间神经卡压没有感觉障碍(图 2-2-19)。

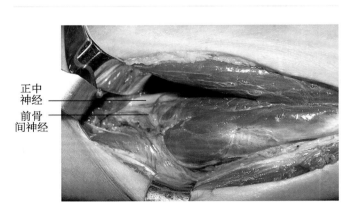

正中
神经

前骨
间神经

◎ 图 2-2-19　正中神经在指浅屈肌两头间发出前骨间神经

【诊断】

(1)前臂中段不适、胀痛。

(2)前臂中点偏近端附近有一明显压痛(酸胀的感觉)。

(3)拇、示指屈曲无力,甚至示指末节不能屈曲,拇、示指捏力减退,后期不能做成圆,即 Froment 征(+)(图 2-2-20)。

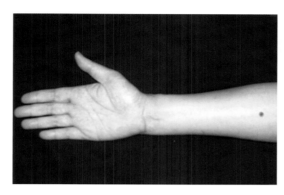
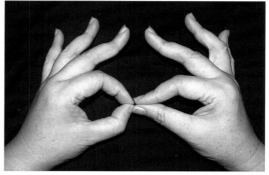

A.前臂中上1/3交界处中点
偏桡侧有明显的压痛。

B.右手Froment征(+)，左侧(-)。

◎ 图2-2-20 前臂前骨间神经卡压综合征

【治疗】

1. 局部封闭 痛点封闭,方法同腕管综合征的治疗。

2. 物理治疗 红外线照射、激光照射、电刺激均有一定效果。

3. 药物辅助治疗 上述两点在临床上应用的同时应给予神经营养药物。

4. 手术治疗 该病一旦诊断明确应考虑手术治疗,非手术治疗常常仅是手术治疗前后的辅助手段。

十三、旋前圆肌综合征

【诊断】

(1)正中神经支配的桡侧三指半及手掌侧基底部麻木,鱼际肌萎缩。手指屈曲、大鱼际对掌、对指肌力减弱。腕部与前臂疼痛。无夜间麻醒史。

(2)Tinel 征(+):肘部附近、旋前圆肌深面 Tinel 征阳性,阳性率约50%,此处旋前圆肌常常压痛明显。

(3)抗阻屈肘 120°~135°时,可拉紧 Struthers 韧带而卡压正中神经,出现手部麻木。如抗阻屈中指诱发前臂疼痛则可以说明病因可能在屈指浅肌腱弓。

(4)感觉检查障碍:正中神经分布区(包括手掌侧基底部、正中神经掌皮支的支配区域)感觉异常、减退或过敏。前臂腹侧近端压痛。

(5)电生理检查:传导速度减慢,神经阻滞定位在前臂段。4~6周后复查肌电图与传导速度对明确诊断有帮助。

【治疗】

1. 消炎、制动、理疗和神经营养药　对轻型和早期的病例可先行消炎、制动、理疗和神经营养药治疗。消炎药物包括常用非甾体类药物如：水杨酸类制剂、对乙酰氨基酚等。

2. 局部封闭　于旋前圆肌处封闭可作为诊断性治疗的方法。松弛了旋前圆肌使症状消失或缓解。

3. 固定治疗　夹板将前臂于旋前位固定,腕部略屈曲,可起到一定的治疗作用。

4. 保守治疗观察　与工作有关的旋前圆肌综合征患者应尽可能给予调换工种。保守治疗观察 4 个月,约有 50% 的患者可缓解症状。

5. 手术治疗　对症状较重、保守治疗无效、特殊试验阳性的患者应考虑手术治疗。

黄必军　陈德松

十四、颈神经背支卡压

颈神经背支卡压也可能是引起头、颈痛及肩、上肢牵涉痛的原因之一,其中由颈神经背支内侧支支配的关节突关节如被卡压主要引起颈肩疼痛。对于无明显神经体征的头后、项、肩痛患者,亦应考虑颈神经背支受压的可能。颈神经根背支起始段解剖见图 2 - 2 - 21、22。

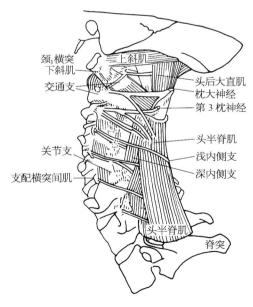

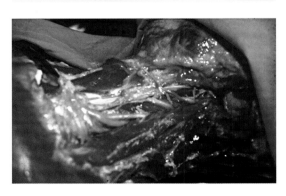

◎ 图 2-2-21　颈神经根背支起始段解剖　　◎ 图 2-2-22　颈神经根背支的应用解剖

【诊断】

（1）多数有外伤史,男女间无明显差别。以耳周、下枕部、颈项部疼痛、不适为主要症状,可伴有肩、肩胛、前胸壁牵涉痛。

（2）头部旋转、过伸时疼痛加剧。

（3）脊旁关节突关节处有明显压痛。

（4）耳周、下枕部、颈项部可能存在感觉改变。

【治疗】

1. 局部封闭 为主要治疗方法。有两种封闭方法。

（1）神经阻滞:即封闭颈神经背支的内侧支。方法:可在X线透视监视下将药物注入关节突腰部,此处为内侧支支配关节突关节经过处。

（2）关节突关节阻滞:在X线透视监视下进入关节突关节下缘。

2. 物理治疗 可作为辅助治疗。① 激光照射:用25 W 氦-氖激光照射肩部压痛点,20 min,每日2次。② 红外线照射:照射肩部压痛点,20 min,每日2次。

3. 手术治疗 非手术治疗无效时可做手术治疗,如颈神经背支松解术,作相应节段颈神经背支松解术或切断之,以得到长期的疗效。

附：项韧带骨化

【诊断】

（1）项韧带钙化后可以毫无症状,往往在进行常规X线照片或体格检查时才被发现。

（2）有些患者平时可有颈项痛症状,但疼痛程度因人而异,有的主要表现为类似颈椎病症状,并伴有椎体的退行性变化,其变化节段常与项韧带钙化在同一水平。

（3）由急性外伤所引发的项韧带钙化,有明确的外伤、肿胀、溢血等病史,并呈现颈项部慢性钝痛。

（4）项韧带骨化时,有时可因棘突尖端撕脱骨折导致疼痛。

【治疗】

1. 封闭治疗 于颈部压痛处注入药物。常用复方倍他米松7 mg/ml+0.25%布比卡因3~4 ml。颈部封闭最好用罗哌卡因或左旋布比卡因。同时给予镇痛药。

2. 手术治疗 骨化部分过分大触痛明显的项韧带可予手术治疗。

十五、颈丛神经卡压

颈丛卡压在临床上并不少见,也是相当一部分颈源性头痛的原因,常常容易将其归于颈椎病、颈筋膜炎、颈项部肌肉劳损、肩周炎等,常可伴有头晕、头皮麻木,亦可同时有臂丛神经卡压,即胸廓出口综合征(TOS)。颈丛神经的分支和分布见图2-2-23。

【诊断】

(1) 以颈、肩、背部不适为主要症状。

(2) 在耳周、颈侧方及锁骨下区有感觉减退,胸锁乳突肌后缘中点处有明显压痛。

(3) 能够排除颈椎病及其他颈部软组织疼痛不适。

(4) 可能同时伴有胸廓出口综合征。

【治疗】

1. 颈部痛点封闭　于颈部痛点扪及相应的横突后结节注入复方倍他米松 1 ml 或曲安奈德 1 ml 加 0.75％罗哌卡因 1 ml,再加生理盐水 1 ml,如封闭后症状消失,颈肩部即感轻松,感觉立即好转,甚至恢复正常,则可证实诊断是正确的。注意穿刺时最好不要有颈部或同侧上肢麻感,如有麻感应改变穿刺方向。

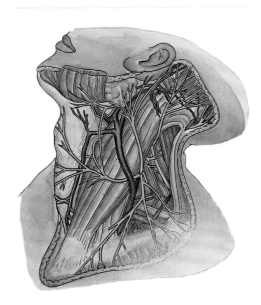

◎ 图2-2-23　颈丛神经的分支和分布

2. 手术治疗　如封闭后症状消失但很快又复发或合并胸廓出口综合征并有较重的手部症状,可考虑手术治疗。

十六、枕大神经卡压

枕大神经为 C2 后支的内侧支。C2 后支粗大,经头下斜肌与胸锁乳突肌在颅骨起始纤维处下方穿出,即分为两支。较小的外侧支支配夹肌、头最长肌和头半棘肌。较大的内侧支即枕大神经,该神经向后向内上,穿过头半棘肌继续斜向外上,在斜方肌腱膜深面潜行,穿出该肌腱膜及颈部深筋膜达皮下,分成数支,与枕动静脉的分支伴行,向上支配颅顶部皮肤。

枕大神经的卡压与斜方肌的紧张关系密切。头颈部常需固定于某个位置的工作体位,或常需连续较长时间工作的职业易发生该病。枕大神经卡压常伴有头部和肩部症状,很容易误诊为上干型 TOS 和颈椎病。

【诊断】

(1) 患者常常有头晕、头胀、头皮发麻等症状。强制性低头,即颈前屈时症状加重。

(2) 于中医风池穴偏内上方压痛明显,颈外侧亦常常有明显压痛。压痛点局封后症状大部分消失。

【治疗】

本病治疗以非手术治疗为主。

1. 局部阻滞　用 1 ml 曲安奈德或复方倍他米松 1 ml 加等量 0.375% 罗哌卡因从压痛最显著点刺入，抵颅骨后回抽无血，逐渐注入。前者每周 1 次，后者每月 1 次。

2. 辅以药物治疗

（1）止痛药：如塞来昔布（西乐葆）0.2~0.4，1 次／日；如疼痛影响睡眠，可用奇曼丁 50 mg，每 12 h 1 次。

（2）肌松药：乙哌立松（妙纳）50 mg 3 次／日，2~4 周。

3. 推拿按摩　颈部头下方推拿按摩亦有一定效果。

4. 小针刀治疗　用小针刀直接在压痛点处刺入，作上下、左右方向切割分离松解，可取得良好效果，但是必须十分小心，切切不能损伤颈部血管和神经。

十七、枕小神经卡压

枕小神经起源于 C2、C3 神经根，在胸锁乳突肌后缘向后上方行走，支配枕部及耳郭背后的感觉。

枕小神经卡压常与头颈部需固定于某个位置的工作体位有关，长期伏案工作颈部肌肉痉挛可能是引起枕小神经卡压的主要原因。

【诊断】

（1）颈枕部疼痛呈针刺样、刀割样，常为阵发性疼痛，可向额部、眼部放射。

（2）头颈呈僵直状，颈部肌肉常有痉挛。胸锁乳突肌后缘压痛明显。

（3）枕部及耳郭背后的感觉可能有过敏或减退。

【治疗】

1. 保暖少动　注意头颈部保温，避免颈部过多活动。

2. 局部封闭　用 1 ml 曲安奈德或复方倍他米松 1 ml 加等量 0.375% 罗哌卡因从压痛最显著点刺入，抵颅骨后回抽无血，逐渐注入。前者每周 1 次，后者每月 1 次。

3. 辅以药物治疗　止痛药、肌松药治疗。

4. 推拿按摩　颈部头下方推拿按摩亦有一定效果。

十八、耳大神经卡压

耳大神经以来自 C3 神经根的纤维为主，是颈丛皮支中最大的分支，于胸锁乳突肌后缘中点由深层行向浅层，在胸锁乳突肌表面向下颌角耳后方行进，支配耳郭后、胸锁乳突肌上段及腮腺表面的感觉。

耳大神经卡压的原因除了和颈部的骨质增生、纤维腱性的压迫有关外，还有一个重要的原因就是颈部软组织的炎性反应,包括颈部脂肪的炎性病变、颈部淋巴结炎、病毒性腮腺炎,还有转移性癌性淋巴结肿大亦可压迫该神经。

【诊断】

(1)起病较急,患侧枕部疼痛,呈持续性,可向耳及头部放射,颈部活动、咳嗽、喷嚏都可引起疼痛加重。

(2)耳郭及乳突、枕部皮肤感觉过敏,胸锁乳突肌后缘中点处压痛显著,压迫该痛点疼痛可向项放射。可扪及局部有痉挛的肌肉。

【治疗】

1. 针对病因治疗 疑有感染首先应积极抗感染。

2. 局部封闭 用安全长效的局部阻滞药物,如0.375%的罗哌卡因加复方倍他米松1支,从压痛最明显处即胸锁乳突肌后缘中点处进针,抵相应的横突后结节注入封闭药物。

3. 镇痛药 疼痛较重,影响休息、工作应给镇痛药。

4. 局部物理治疗 如:激光照射、红外线照射、局部热敷有很好的辅助治疗作用。

5. 针灸、推拿 针灸、局部推拿能减轻疼痛。

十九、胸廓出口综合征

胸廓出口综合征(TOS)是臂丛神经在颈部受到卡压而产生的一系列临床症状的常见疾病,中青年女性多见,以颈肩疼痛、手麻、手部肌肉萎缩为主要表现。该病常常被误诊为颈部软组织劳损、颈椎病,应注意鉴别。该病十分常见,又十分容易误诊或漏诊,主要原因是很多临床医师对胸廓出口综合征不太了解或对该病没有认识,在鉴别诊断的思维判断中没有这个疾病。大多数胸廓出口综合征是由于前、中、小斜角肌对臂丛神经的钳夹和顶压造成,骨性异常较少见。该病可分为上干受压型、下干受压型、全臂丛受压型,以及分支受压型如肩胛背神经卡压等。此外,还有交感神经受压型及血管受压型胸廓出口综合征。

胸廓出口综合征的非手术治疗是有很好效果的,如无肌肉萎缩、无骨性异常或无明显的电生理检查异常的患者,均应先行非手术治疗。局部封闭、镇痛及肌松药物均有一定效果,神经营养药物有减轻症状的作用。对夜晚睡觉有颈肩部不适、肢体麻痛的患者,作者推荐一种简单有效的方法,即睡觉时戴一宽厚的海绵制作的颈围,可明显减轻不适的症状。

(一)上干型胸廓出口综合征(C5、C6神经根卡压)

【诊断】

(1)该病主要表现为颈肩部酸痛和不适,可向肩肘部牵涉,患肢上举无力,患者睡觉时患肢怎么放也不舒服,可伴有头晕、耳鸣等症。

（2）在胸锁乳突肌后缘和颈外静脉交叉点稍上下处常常有一明显压痛点。

（3）三角肌区及上臂外侧感觉减退，颈外侧亦常有感觉减退。

（4）三角肌、冈上、下肌及肱二头肌可能存在萎缩，肩外展、屈肘肌力下降。

（5）腱反射正常亦可稍活跃，Hoffmanm 常（-）。

（6）肌电图检查：三角肌、冈上肌、冈下肌、肱二头肌可能有纤颤电位。

（7）颈椎 X 线正侧位片可正常，或可见第七颈椎横突过长或颈肋；颈椎 MRI 可表现正常亦可能见到有椎间盘膨隆。

（8）诊断性治疗：颈部痛点封闭：用复方倍他米松 1 ml+0.75%罗哌卡因 1.5 ml+生理盐水 2 ml 混合液作颈部痛点封闭。对准痛点相应的横突进针，抵达骨性组织（横突后结节）后回抽无血，再缓缓推入药物。1~2 min 后患者上肢感觉会有显著好转，肩肘肌力明显增加，可能和对侧比较无明显差异，甚至比对侧更大。这样的颈部封闭结果常常提示上干型胸廓出口综合征可能性更大。

下面是 1 例左侧颈肩疼痛不适，左上肢无力，诊断左侧胸廓出口综合征的女性患者实例（图 2-2-24）。

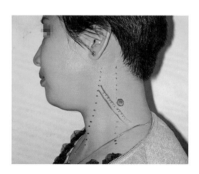

A.胸锁乳突肌后缘和颈外静脉交叉点稍上有一明显压痛点。

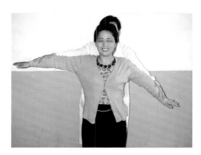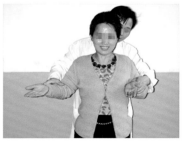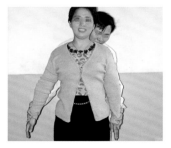

B.上干型胸廓出口综合征，颈肩部疼痛不适、肩外展、外旋、肩开始30°外展肌力明显减退。

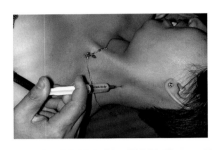

C.对准颈痛点相应的横突进针，抵达横突后结节推入封闭药物。

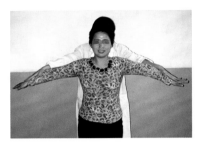 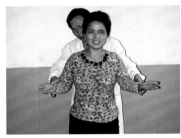 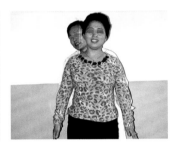

D.1~2 min后颈肩部疼痛不适、肩外展、外旋、肩开始30°外展肌力恢复正常。

◎ 图2-2-24 上干型胸廓出口综合征封闭治疗前后

如果是颈椎病,颈部封闭后不可能有肩部肌力恢复。因此颈部痛点封闭可以诊断性治疗上干型胸廓出口综合征。

（二）下干型胸廓出口综合征（C8、T1 神经根卡压）

典型胸廓出口综合征,是多见的胸廓出口综合征。

【诊断】

（1）常见于中年妇女,男女之比为 1∶3,20~40 岁占 80% 以上。

（2）患侧上肢酸痛、不适、无力、怕冷、手部麻木。

（3）体检时可发现患肢肌力稍差,手尺侧,特别是前臂内侧针刺痛觉明显改变,严重时还可能存在大小鱼际肌萎缩,手内在肌萎缩。

（4）特殊检查:肩外展试验（Wright test）、斜角肌挤压试验（Adson test）、锁骨上叩击试验（Moslege test）、锁骨上压迫试验、上臂缺血试验（Roos test）、肋锁挤压试验（Eden test）。其中 Wright test 假阳性率较高,正常人群中阳性率可达 80%;而 Adson test 阳性率太低,TOS 患者中阳性率仅占 14% 左右。所以,一旦 Adson test 阳性,一般能够确诊。

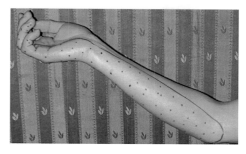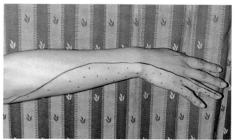

A.下干型胸廓出口综合征，前臂内侧及尺侧一个半手指感觉明显减退。

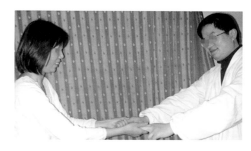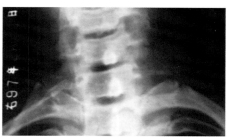

B.患侧手握力下降。　　　　　　　　　C.颈椎正位片显示右侧颈肋。

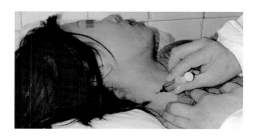

D.于C5横突后结节作局部封闭。

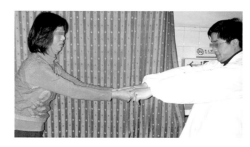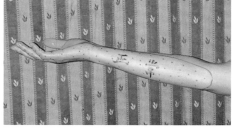

E.局部封闭后2 min,握力明显增加。　　　F.前臂内侧及尺侧一个半手指感觉亦恢复正常。

◎ 图2-2-25　下干型胸廓出口综合征封闭治疗前后

（5）电生理检查：电生理检查在胸廓出口综合征的早期无特殊价值，可能会出现 F 波延长，晚期以尺神经运动传导速度在锁骨部减慢有较大的诊断价值。

（三）全臂丛神经根卡压型胸廓出口综合征

【诊断】

整个臂丛神经受压，以至肩、肘、腕、手的肌力均有下降，整个上肢的针刺痛觉减退。在临床症状上出现了上干和下干同时受压的症状，甚至还出现 C4、C3、C2，甚至 C1 亦受压的临床表现。

【治疗】

上干型、下干型及全臂丛神经根卡压型胸廓出口综合征的治疗差不多。

1. 颈部局部封闭　在颈部压痛最明显处局部封闭，用复方倍他米松 1 ml＋0.75% 罗哌卡因 1.5 ml＋糜蛋白酶 4 000 U＋生理盐水 2 ml，每 3～4 周封闭 1 次，连续局封 2～3 次，如用曲安奈德，则每周注射 1 次；连续 3～4 次，亦可加用糜蛋白酶。

2. 颈椎牵引和颈围　常常有很好的疗效。戴颈围治疗胸廓出口综合征的正确方法是用 2～3 cm 厚的海绵制成的颈围，于夜晚睡觉时围在颈部，日间工作去除。无须整天都戴着。

3. 药物治疗　① 肌松药物：乙哌立松（妙纳）50 mg，3 次／日。② 止痛药物：塞来昔布（西乐葆）0.2～0.4，1 次／日，疼痛影响睡眠时应用盐酸曲马朵缓释片（奇曼丁）50 mg，每 12 h 1 次。③ 神经营养药物：维生素 B_1、维生素 B_6、地巴唑、甲钴胺（弥可保），等等。

4. 手术治疗　非手术治疗无效时，可考虑手术治疗。

附 1：颈源性头痛

颈源性头痛在临床上也是常见的病痛，这些患者临床症状的主要特点是偏头痛常伴有颈肩不适，疼痛可能还同时存在同侧头皮、颈面部及一侧整个上肢包括部分肩背胸部麻痛。头痛的性质常常是钝痛、胀痛和麻痛，大多偏于一侧，少数人头痛主要表现在枕部。和颈部疾病相似，大多数患者对头痛部位叙述不清，休息时常可能有好转。部分患者可影响睡眠，易醒，甚至可能在睡眠中因痛而惊醒。患者还常伴有耳鸣、头晕、眼涩，还可能出现嗅觉、味觉的改变以及同侧肢体的麻痛无力，同侧肩背部不适疼痛。这些患者大多数经历了神经内科、神经外科、心血管科的检查和诊治，最后因病因不确切，效果也不佳来我科就诊。作者认为颈源性头痛可能与颈神经根受压有关，主要是 C1～C4 神经受压以及颈交感神经链受刺激。其主要病因是前、中斜角肌起始部压迫颈神经根和刺激交感神经链，这类患者常有长期伏案工作的经历，工作紧张，压力很大。目前更多的是有在电脑前长期连续工作或长期连续上网的经历，所以更多见于中青年。

如仔细检查可能发现：同侧头皮、颈面部、上肢，甚至还有同侧胸背部明显存在不同程度的针刺痛觉减退；肩外展、屈肘、握拳、分指及夹纸力均明显降低，可能还同时有同侧睁眼不如对侧，咽部、舌及口内颊部的感觉改变及听力减退。同侧颈外侧相当于胸锁乳突肌后缘与静外静脉交叉点的后上方或乳突后相当于"风驰"穴处有明显压痛，如用双手托住头部慢慢向上牵引或于痛点处作局部封闭，上肢的肌力和感觉明显好转，眼睛和耳的症状亦有好转或减轻，头痛消失或明显减轻这就可以明确告诉我们该患者的头痛很大可能是颈源性的。这样的患者我们可以给予止痛药和肌松药，2~3 周作颈部痛点部局封一次。同时辅以颈椎牵引和颈部理疗。

作者曾经治愈过多例这样的患者，从头到颈部直至躯干及患侧上、下肢的人体一半，针刺痛觉减退、肢体无力，伴有头昏、头晕、耳鸣及眼涩，体检时发现肢体诸肌肌力明显下降。患者已经多方诊治无效。我们仅于颈部压痛点封后 5~6 min，症状完全消失，感觉恢复正常，肌力明显增加，甚至超过健侧。这是什么原因呢？经多年临床和解剖学的研究，我们认为可能是颈部压痛点的封闭有两方面的作用，一是松弛了前、中、小斜角肌，解放了臂丛神经，恢复了上肢的感觉和肌力，二是阻滞了兴奋的交感神经使半身的运动和感觉神经恢复正常，包括脑神经都恢复了正常，所以颈部的封闭有可能解除了从头到颈部直至躯干及上、下肢的人体一半的症状和体征。

附 2：双卡的诊治

目前在临床上发现周围神经出现双卡逐渐增多，常见的双卡有胸廓出口综合征合并上臂桡神经卡压、胸廓出口综合征合并腕管综合征、胸廓出口综合征合并肘管综合征等等。根据临床症状，详尽询问病史，沿神经行径仔细检查，结合电生理检查结果综合分析才能减少漏诊。例如：当诊断胸廓出口综合征时，患者诉述上肢麻痛沿臂桡侧放射，就应该检查上臂桡神经有无压痛，有无质地改变，是否存在 Tinel 征；当诊断腕管综合征时，患者诉述颈部疼痛不适就应该想到颈部是否存在胸廓出口综合征或颈椎病。当诊断胸廓出口综合征时，了解到患者双手有半夜麻醒、活动后好转史，要考虑到同时存在腕管综合征的可能性。

以胸廓出口综合征合并上臂桡神经卡压为例，患者的临床症状十分像颈椎病，一侧颈肩部不适，患侧上肢麻痛为主要表现，且麻痛是沿上臂桡侧向手背放射，患者感患侧上肢无力。检查时发现颈部有压痛，患肢肩外展屈肘肌力明显较对侧差，还可能检查到手背和前臂桡侧针刺痛觉减退。再仔细查一查上臂桡神经，如果无异常，则可通过神经系统的进一步检查及颈椎 MRI，应在上干型胸廓出口综合征和颈椎病之间鉴别；如发现患侧上臂桡神经明显压痛，增粗，甚至可扪及结节样改变，局部触之麻痛并向手背放射。再作上臂桡神经的 B 超检查，可发现患侧桡神经增粗、水肿。电生理检查可能无异常发现，也可能仅有轻度桡神经损伤的表现，甚至在发现有萎缩的肌肉上作电生理检查亦无异常发现。此时，如在颈部痛点和桡神经旁封闭，1~2 min 后症状和体征全部或大部分消失，胸廓出口综合征合并上臂桡神经卡压的诊断成立。

下例患者女，35 岁，文职人员，右侧颈肩部疼痛不适 6 个月余，右上肢麻痛，睡觉时右上肢无处可放,严重困扰睡眠。经颈部痛点封闭及右上臂桡神经旁封闭后颈肩部疼痛不适、右上肢麻痛均消失(图 2 - 2 - 26)。

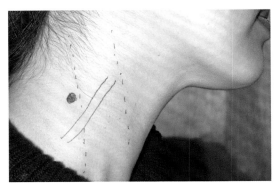

A.右侧胸锁乳突肌后缘与颈外静脉
交叉处后上方有一明显压痛点。

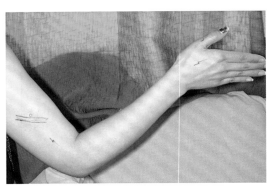

B.右上臂桡神经扣之麻痛，神经干明显增粗。

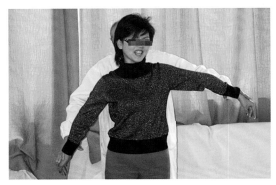

C.右肩90°外展肌力减退。

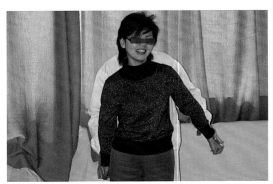

D.开始30°外展肌力减退。

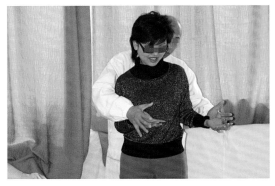

E.右肩外旋肌力减退。

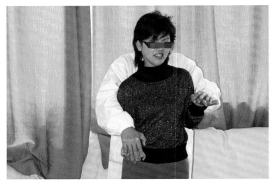

F.右上肢屈肘肌力亦减退。

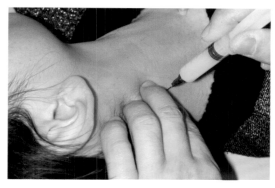

G.于颈部痛点封闭。

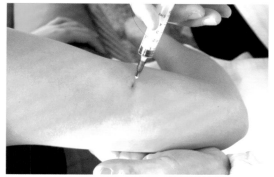

H.继之于右上臂桡神经旁封闭。

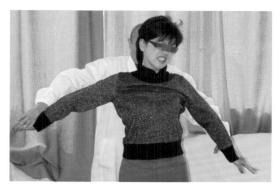

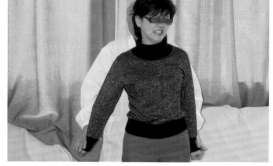

I.颈部及桡神经旁封闭后2~3 min，右肩外展及开始30°外展肌力恢复并大于左侧。

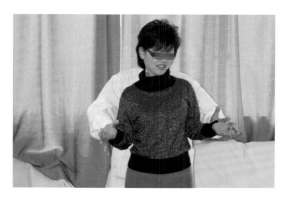

J.右肩外旋肌力恢复。

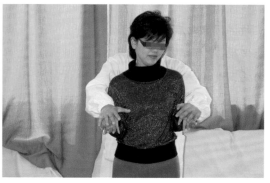

K.屈肘肌力恢复。

◎ 图2-2-26 双卡封闭治疗前后实例

附3：小儿胸廓出口综合征

小儿胸廓出口综合征在临床上并不少见，但是大多数被误诊为颈部软组织劳损，甚至被误诊为颈椎病。这类患儿以颈部不适、一侧上肢麻痛、无力、感觉减退为主要表现，仔细检查还可发现患侧肢体较健侧为细小。关于小儿胸廓出口综合征病因有：① 压迫因素：和成人相似，前、中、小斜角肌可能也是压迫的原因，颈肋和第七颈椎横突过长是先天性的在小儿同样可以起作用。② 感染因素：儿童难免发生上呼吸道感染和咽部感染，感染引起颈部的淋巴管与淋巴结炎，反复的炎症造成臂丛神经周围软组织的结缔组织增生。炎症刺激又使前、中、小斜角肌痉挛，从而使臂丛神经受到挤压，产生疼痛不适和患肢无力。

患胸廓出口综合征的患儿，其症状和体征与成人相似，常诉有颈部疼痛或不适，患肢麻痛无力。患儿常诉述写字无力，或连续写字的时间短。检查时可发现针刺痛觉减退在手部和前臂内侧。患儿患侧上肢肩外展、外旋、屈肘和握拳力量均较对侧差，颈椎 X 线片可能显示颈椎生理弧消失，曾有小患者被医师认为是不想上学而装病，被诊为神经症治疗，或先天性疾病可能。

1. 非手术治疗　纠正写字体位很重要。每天做耸肩活动 200～400 次以增加斜方肌肌力，减小上肢下垂时对臂丛神经的牵拉。感觉及肌力减退者辅以颈部局封。常用药物：复方倍他米松 0.3～0.5 ml 或曲安奈德 10～20 mg/ml+0.25% 罗哌卡因 2 ml。

2. 手术治疗　在锁骨下动脉水平予以切断前、中斜角肌，在 C5、C6 神经根旁切断部分前、中斜角肌腱性起始纤维，切断小斜角肌。颈部较大的炎性淋巴结亦予切除。

近 20 余年，我国中小学生学习负担过重，太多的时间在伏案读书写字，颈椎及胸椎长期处于屈曲状，颈部肌肉处紧张状态，久而久之就产生了颈肩不适、疼痛、手麻等症状。这些症状特别容易误认为是颈椎病或颈肩部肌肉劳损，首先应该了解颈椎病是颈椎退行性变的结果，是退变的椎间盘向后突出或增生的骨赘压迫脊髓或神经根而产生的病痛，在儿童和幼儿几乎不可能发生，颈肩部肌肉劳损又不可能产生上肢的感觉改变和肌力的下降，唯一能够解释这些症状的病因是胸廓出口综合征，即臂丛神经根干部被前、中、小斜角肌钳夹，被骨性畸形连同软组织一起的压迫和拱顶而产生的一系列的临床症状。当检查到患肢较健侧肢体细小时，还应和轻度产瘫相鉴别，后者出生时就存在一侧肢体的软瘫，以后逐渐好转，而小儿胸廓出口综合征在出生时以及出生后很长一段时间是正常的，以后逐渐出现手麻、肌萎及两上肢不对称。总之，临床医师应该重视小儿胸廓出口综合征的诊治。

下组照片（图 2-2-27）为小学二年级女生，右侧颈肩疼痛不适年余，其母反映书写缓慢，右上肢易疲劳，时有手麻，颈椎正侧位片均无异常发现，这样的病例是不应该诊断为颈椎病的。

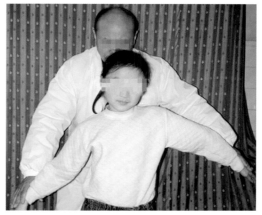

A.右肩外展肌力减退。

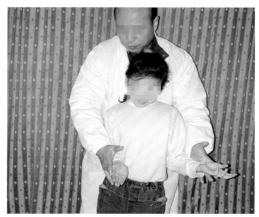

B.外旋肌力减退。

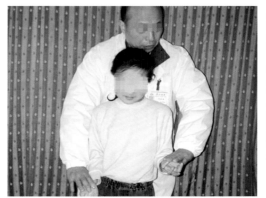

C.屈肘肌力减退。

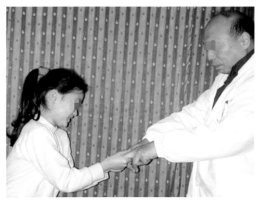

D.握力减退。

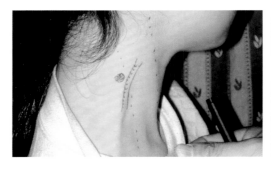

E.同侧颈外侧胸锁乳突肌后缘中点压痛明显。

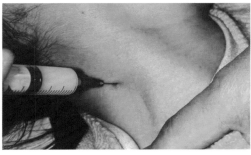

F.于压痛点处作局部封闭。

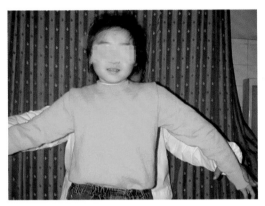
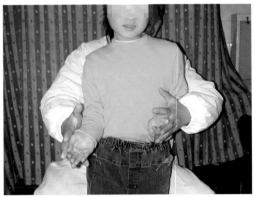

G.封闭后患侧肩外展、外旋肌力明显恢复并大于健侧。

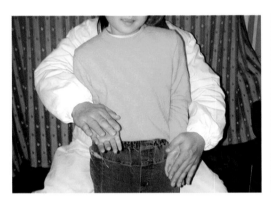
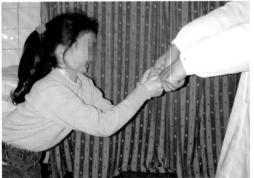

H.同样屈肘肌力、握力亦明显增大亦大于健侧。

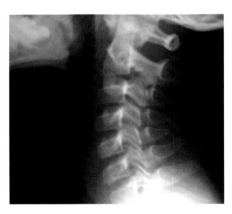
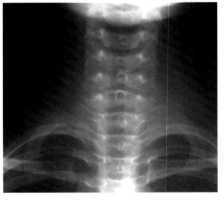

I.颈椎侧位片无异常发现。　　　　　　　　　J.颈椎正位片无异常发现。

◎ 图2－2－27　小儿胸廓出口综合征封闭治疗前后

下组照片（图2－2－28）是一位6岁的小女孩，颈部不适，左上肢无力。

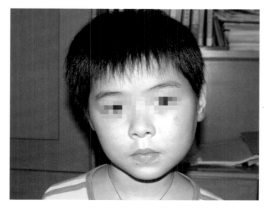 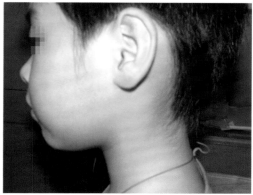

A.左侧面部明显较右侧为大，侧面颈面部无异常。

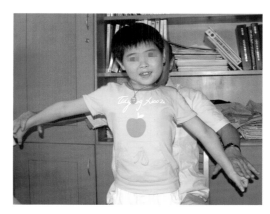 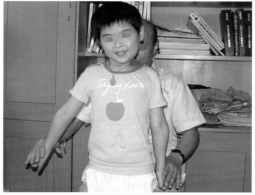

B.左肩外展、开始30°外展肌力减退。

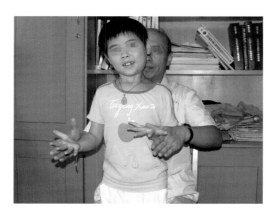 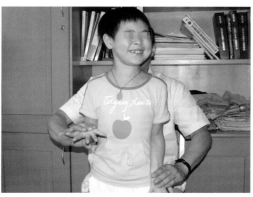

C.左肩外旋肌力减退。　　　　　　　　　D.屈肘肌力减退。

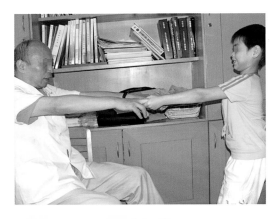

E. 握力亦下降。

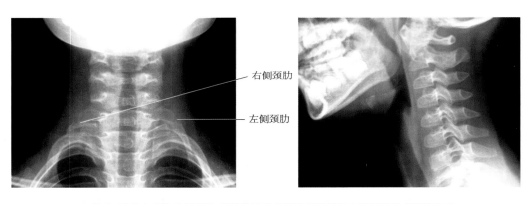

右侧颈肋

左侧颈肋

F. 这位6岁的小女孩有侧颈肋,侧位片显示的幼稚颈椎是不应该怀疑患有颈椎病的。

◎ 图 2 - 2 - 28　小儿胸廓出口综合征实例

二十、肩胛背神经卡压

肩胛背神经起源于 C5 神经根,以运动神经纤维为主,支配大、小菱形肌,并常常与胸长神经胸 C5 起源支合干。由于肩胛背神经从 C5 神经根发出后就穿入中斜角肌的腱性起始纤维,故容易被卡压(图 2 - 2 - 29)。Kevin(1993 年)报道肩胛背神经封闭可治疗颈肩痛。1994 年,我们报道了该病的解剖学研究和临床表现。

该病临床上并不少见,但是很少引起临床医师的重视,往往被漏诊或被误诊为斜方肌劳损、神经根型颈椎病、神经症等等。

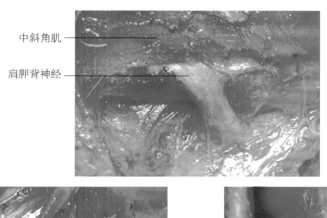

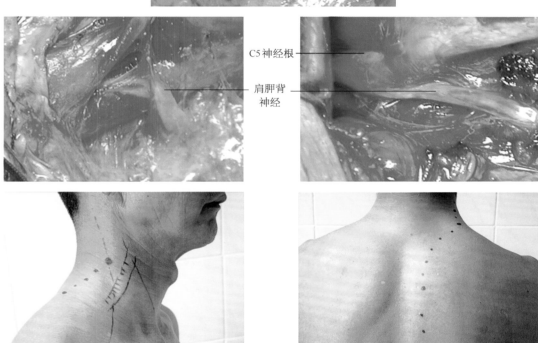

◎ 图 2-2-29　肩胛背神经的解剖及在体表的投影

　　手术中见到的肩胛背神经起源于 C5 神经根,穿行于中斜角肌,这是肩胛背神经卡压的解剖基础,也是 C5 神经根卡压时常常可能同时存在肩胛背神经卡压的原因。

　　肩胛背神经行径在体表的投影也是该神经卡压时的压痛线。

【诊断】

1. 病史及症状　常见于中青年女性,全部患者均以颈肩背部不适、酸痛为主要症状。颈部不适与天气有关,阴雨天、冬天加重,劳累后也可加重。上臂后伸、上举时颈部有牵拉感。颈肩背部酸痛常不能入睡,自觉睡觉时患肢怎么放也不舒服,但又不能明确指出疼痛的部位。如果和胸长神经一并卡压,可产生酷似心绞痛的症状,患者可能诉述有从背后痛到心前的感觉。也可能从心前痛到背后。

2. 体征和检查　部分患者可有前臂感觉减退,少数患者上肢肌力,特别是肩外展肌力下降。第三、第四胸椎棘突旁 3 cm 及胸锁乳突肌后缘中点有明显压痛点。部分患者压迫背部痛点可感到手部麻痛。

3. 肌电图检查　冈上、下肌、三角肌及菱形肌均可能无异常发现,菱形肌可能因位置深而未能查及。神经传导速度亦可能无异常发现。

4. 鉴别　应与斜方肌劳损、颈椎病、神经症和肩周炎等病鉴别。

【治疗】

1. 非手术治疗　应首先考虑非手术治疗,以局部封闭为主。封闭点为两个压痛点,一是胸锁乳突肌中点后缘,另一处是第三、第四胸椎棘突旁 3 cm。如用复方倍他米松加局部麻药封闭,每 3 周 1 次,连续 2~3 次。同时辅以理疗。药物治疗用肌松药物:乙哌立松(妙纳)50 mg,3 次/日。颈椎牵引和颈围常常亦有效。如感疼痛可用止痛药物:塞来昔布(西乐葆)0.2~0.4,1 次/日,如疼痛影响睡眠可用盐酸曲马朵缓释片(奇曼丁)50 mg,每12 h 1 次。

2. 手术治疗　非手术治疗无效时考虑手术治疗,松解从 C5 神经根起始的肩胛背神经。

二十一、胸长神经卡压

胸长神经起源于 C5、C6、C7 神经根,支配前锯肌。该神经卡压极少引起医师关注。起源于 C5 神经根的胸长神经大多和起源于肩胛背神经合干,占 80% 左右,穿入中斜角肌在 C5 的肌起点的腱性纤维组织,然后斜向下出中斜角肌,和肩胛背神经分开,继续下行和 C6 发出的胸长神经支合干,在锁骨水平与 C7 发出的胸长神经合干,在相当于腋前线,在前锯肌表面下行。此处的胸壁深部感觉,很可能是由胸长神经支配的(图 2-2-30)。

【诊断】

1. 症状

(1)患者可有颈部不适,和"颈椎病"病史。

(2)胸前、胸侧壁和腋下不适,有胀痛、针刺样痛,如在左胸壁酷似心绞痛。

(3)如合并肩胛背神经卡压,患者可能诉从背后一直痛到心前的感觉,也可从心前痛到背后,更似心绞痛。

(4)心内科检查资料不支持心绞痛。

2. 体征

（1）胸锁乳突肌后缘中点上下压痛显著。

（2）叩击胸前可能诱发胸前刺痛。

（3）合并肩胛背神经卡压时有肩胛背神经卡压的体征。

3. 特殊检查　在胸锁乳突肌的后缘中点上下压痛最显著点，用 0.25% 罗哌卡因 2~3 ml 封闭，全部症状消失。EMG 检查可发现前锯肌出现纤颤电位。

该病常常不为人知，其实并不少见。如胸前不适、刺痛，从背后一直痛到心前而能排除心脏的疾病；颈部痛点封闭后症状消失，就要高度考虑到胸长神经卡压的可能性。

【治疗】

1. 非手术治疗　颈部痛点局封，颈部理疗，睡觉时用颈围，口服肌松药，以及止痛药。治疗同肩胛背神经卡压。

2. 手术治疗　C5、C6 神经根松解，肩胛背神经和胸长神经合干松解，如合并 TOS，同时切断前、中斜角肌和小斜角肌。

陈　宏　陈德松

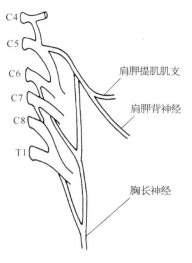

◎ 图 2-2-30　肩胛背神经与胸长神经解剖

肩胛背神经常和 C5 发出的胸长神经合干，两神经分别行走在背后和胸前侧方，故患者有从胸前痛到背后又从背后痛到胸前的感觉。

二十二、肩胛上神经卡压

1975 年，Clein 报道了肩胛上神经卡压综合征，他认为间接和直接暴力都可以造成肩胛上神经不同程度的损伤，而牵拉伤可能作用最大，损伤单独累及肩胛上神经也是可能的。致伤的外力向近端传递，经手、前臂、上臂、肩关节到肩胛骨，由于肩胛上神经在肩胛切迹处比较固定，可直接造成神经损伤；也可同时损伤神经周围组织，在愈合过程中可能减少切迹间的容积，而压迫神经。

肩胛上神经起源于臂丛神经上干，其纤维为运动和感觉的混合神经。从肩胛上横韧带下方的肩胛切迹进入冈上窝，而与其伴行的肩胛上动静脉则从该韧带的浅层跨过，再进入冈上窝。该神经在经过肩胛切迹和肩胛上横韧带所组成的骨-纤维孔时较为固定。肩胛上神经在冈上窝发出两根肌支配冈上肌，两根或更多的细感觉支配肩关节和肩锁关节的深感觉。然后，该神经由外侧绕过肩胛冈及肩盂下切迹弧行进入冈下窝，在冈下肌深层，又发出两肌支配冈下肌以及 1~2 支到肩关节和肩胛骨的小细支。肩胛上神经的感觉神经纤维和肱骨后的皮肤感觉在相同的神经节段，且又均是支配深部感觉的纤维，故患者常诉的肩周疼痛是钝痛，经常不能说清确切部位（图 2-2-31）。

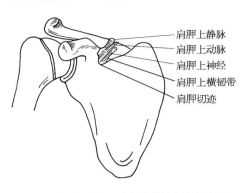

◎ 图2-2-31　肩胛上神经及其毗邻

肩胛上神经经过肩胛切迹时在肩胛上横韧带的下方,而肩胛上动脉、静脉在肩胛横韧带上方跨过。

（3）冈上窝、冈下窝处有压痛。

（4）肩部相当肩胛切迹处压痛明显。

3. 特殊检查

（1）上臂交叉试验阳性：即双臂伸直前屈90°,在胸前交叉,患侧肩部疼痛加重,或有明显的牵拉感。

（2）肌电图检查：肩胛上神经运动传导速度明显减慢,冈上、下肌均有纤颤电位,腋神经及三角肌正常。

【治疗】

1. 非手术治疗

（1）局部封闭：从背部压痛点最明显处穿刺抵肩胛骨逐渐上、下、左、右移动针尖,至肩胛切迹处或针刺最酸痛处注入药物。常用复方倍他米松2 mg/ml+0.5%布比卡因2 ml+糜蛋白酶4 000 U,每月3~4周1次,2~3次为一疗程。

（2）物理治疗：激光照射：用25 W氦-氖激光照射肩部压痛点,20 min,每日2次。红外线照射：照射肩部压痛点,20 min,每日2次。

（3）药物治疗：疼痛较重的患者可用止痛药物：塞来昔布(西乐葆)0.2~0.4,1次/日,如疼痛影响睡眠用盐酸曲马朵(奇曼丁)50 mg,每12 h 1次。

2. 手术治疗　手术效果肯定,恢复较快。从后路切断肩胛上横韧带即可。

下例(图2-2-32)患者,男,青年医师,右肩疼痛不适3月余,检查时发现：右肩后有肌肉萎缩,肩胛冈上缘偏外侧压痛显著,肩外展特别是开始30°外展肌力减退,肩外旋肌力减退,双上肢伸直胸前交叉试验呈阳性,无感觉障碍。于肩胛切迹处封闭,1~2 min后,肌力恢复,双上

【诊断】

1. 病史及症状　男性多于女性,优势手多见,常有直接或间接的肩部外伤史或过分训练、劳累史。颈肩部不适,呈酸胀钝痛。疼痛部位患者常不能明确指出。有夜间痛醒史,疼痛可沿肩及肘后放射至手部,亦可向肩胛下部放射,疼痛和肩部主动活动有关,被动活动多不产生疼痛。

2. 体征

（1）冈上肌、冈下肌肌萎缩。由于冈上肌浅层覆盖有斜方肌,所以检查须仔细。

（2）肩外展无力,特别是开始30°左右的肩外展肌力明显较健侧减弱,肩外旋肌力明显下降,甚至不能。

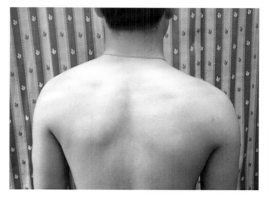

A. 右侧肩部疼痛，肩后有肌萎。

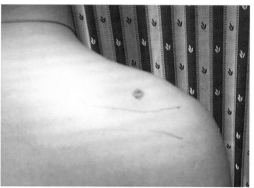

B. 肩胛冈上方偏外侧有明显压痛。

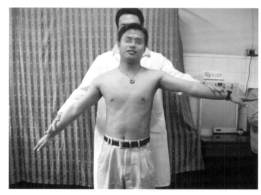

C.

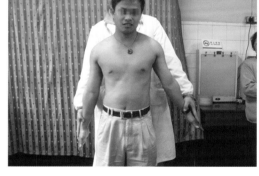

D.

肩胛上神经卡压，肩外展主要是最初30°外展肌力减退。

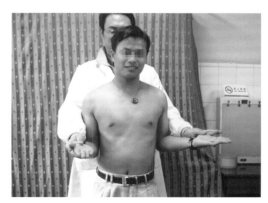

E. 外旋肌力下降。

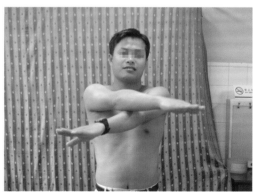

F. 双上肢伸直胸前交叉试验呈阳性。

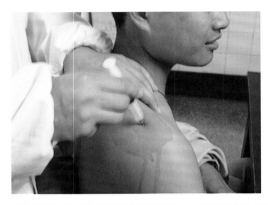
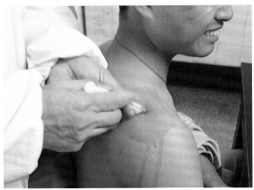

G.于肩胛冈上缘偏外侧压痛最明显点穿刺抵肩胛骨，再将针尖向前方慢慢移动，至肩胛骨前缘，在肩胛切迹处或接近肩胛切迹处，注入封闭药物。

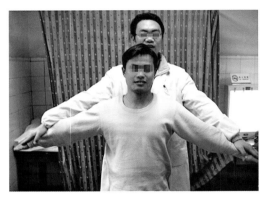

H.封闭1~2 min后肩外展肌力恢复。

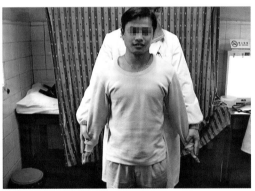

I.开始30°外展肌力恢复。

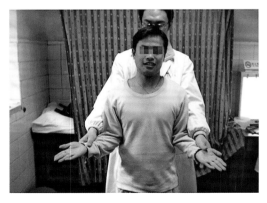

J.肩外旋肌力恢复。

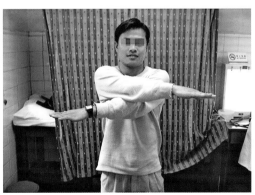

K.胸前交叉试验呈阴性。

◎ 图2-2-32　肩胛上神经卡压封闭治疗前后

肢伸直胸前交叉试验呈阴性。至今6年余先后仅封闭2次,肩部疼痛没有再发生。肌肉萎缩有好转,肌力接近正常。

二十三、四边孔综合征

四边孔综合征即旋肱后动脉和腋神经或腋神经的一个主要分支在四边孔处受压后所引起的一系列临床症候群。其主要表现是腋神经支配的肩外侧、上臂外侧的感觉障碍和三角肌功能受限,肩外展不能或受限。本病是一少见的疾病,可并存于胸廓出口综合征中,亦可能继发于肩部外伤或继发于上肢过分运动后。

1980年Cahill首先描述了四边孔综合征。

四边孔是由小圆肌、大圆肌、三头肌长头和肱骨颈内侧缘组成的解剖间隙(图2-2-33)。大小圆肌之间有一层筋膜组织,腋神经从后侧束发出后即斜向后行,贴四边孔上缘穿过该孔沿三角肌深层继续向外向前行走,支配肩及上臂外侧皮肤感觉的皮支穿出肌肉进入皮下。由于解剖学上因素,腋神经在肩后受压的可能性较大。我们在解剖学研究中发现,三头肌长头起始处纤维腱性组织也是腋神经卡压的因素之一。

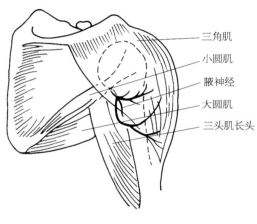

三角肌
小圆肌
腋神经
大圆肌
三头肌长头

◎ 图2-2-33 四边孔的解剖

【诊断】

(1)青壮年多见,以优势手为主,可能有肩部外伤史。

(2)患肢呈间歇性疼痛或麻痛,可播散到上臂、前臂和手部。

(3)部分患者感肩沉重,肩部无力。症状在不知不觉中加重。

(4)在就诊时可能已有肩外展障碍。

(5)肩关节前屈、外展、外旋时症状加重。肩外展肌力下降,或肩外展受限,但被动活动正常,被动活动不痛。

(6)三角肌萎缩,其他肌肉正常。

(7)从后方按压四边孔有一明显而局限的压痛。

(8)将肩关节置外旋位1 min可诱发疼痛。

(9)肌电图检查:三角肌可有纤颤电位,腋神经传导速度减慢。

【治疗】

1.非手术治疗

(1)局部封闭:从背部压痛点最明显处即四边孔穿刺进针,常感针刺处酸痛,注入药物。

常用复方倍他米松 2 mg/ml+0.5％布比卡因 2 ml+糜蛋白酶 4 000 U，每月 3～4 周 1 次，2～3 次为一疗程。

（2）给予神经营养药物如维生素 B$_1$、维生素 B$_6$、甲钴胺（弥可保）；肌松药如乙哌立松（妙纳）等。

2. *手术治疗*　有明显的三角肌萎缩或非手术治疗无效应予手术治疗，从腋前入路或腋后入路松解腋神经。

图 2-2-34 为一四边孔综合征患者封闭治疗前后的实例。

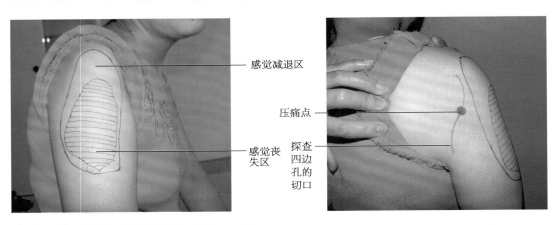

感觉减退区

压痛点

感觉丧失区

探查四边孔的切口

A. 患者年轻女性，无明显诱因右肩疼痛不适、外展，肩外侧麻木 4 月余无力，四边孔处压痛，照片示肩外侧针刺痛觉的改变。

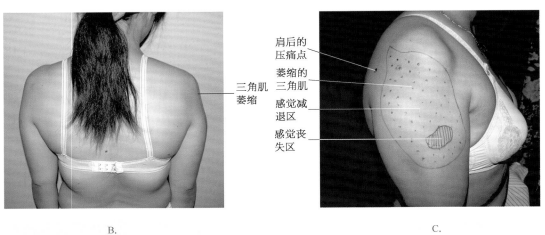

三角肌萎缩

肩后的压痛点

萎缩的三角肌

感觉减退区

感觉丧失区

B.

C.

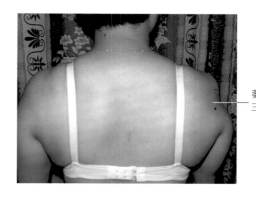

萎缩的
三角肌

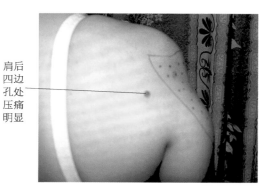

肩后
四边
孔处
压痛
明显

D.

E.

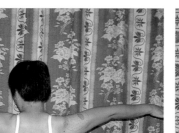

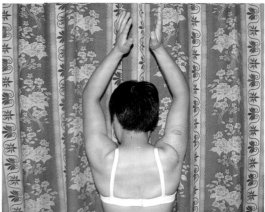

F.由于冈上肌的代偿，肩外展、上举的功能尚可，但是外展时肩关节有轻度前屈。

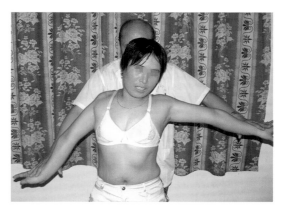

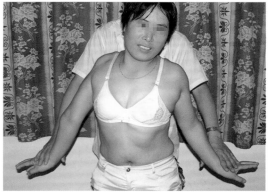

G.肩外展肌力下降，而开始30°外展没有下降，可提示肩胛上神经功能良好。

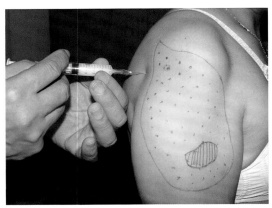
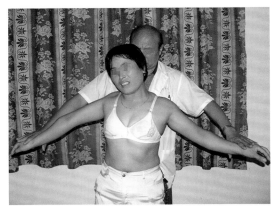

H. 于痛点处封闭，2~3 min后右肩外展肌力明显增加。

◎ 图2-2-34　四边孔综合征封闭治疗前后

二十四、肋间神经外侧皮支卡压

当肋间神经行至肋骨角时分出外侧皮支与主干伴行，达腋中线斜穿肋间外肌及前锯肌至皮下，又分为前、后两支。后支向后分布于肩胛区下部的皮肤，前支经胸大肌下缘转至前面，分布于胸廓外侧的皮肤。外侧皮支在穿过肋间外肌、前锯肌及胸壁深筋膜时有可能被卡压。亦可能因上肢反复作外展上举时肋间神经受到反复牵拉而损伤所致。

【诊断】

（1）侧胸壁及背部蚁行感或麻木。

（2）肩胛区下部皮肤感觉减退。

（3）可在背部或胸壁找到一 Tinel 征（+）的点。在 Tinel 征（+）点封闭，可使蚁行感消失，肩胛区下部感觉恢复正常。

【治疗】

1. 局部封闭　于 Tinel 征（+）点处，用复方倍他米松 3.5 ~ 7 mg／0.5 ~ 1 ml＋0.5 布比卡因 3 ml 局部封闭。2~3 次，每月 1 次。

2. 镇痛　如麻痛严重者可给予镇痛。

该病不多见，预后较好，常常能治愈。作者曾先后诊治 4 例肋间神经外侧皮支卡压的患者，均为中年男性，诉侧胸壁及背部不适，发麻，如蚁行感。查体时发现肩胛骨下角区有一 15 cm×10 cm 大小的针刺感觉明显减退区，上肢下垂时，于第 6 肋间隙肩胛骨前缘连线的交叉处,轻轻叩之,可产生蚁行感区麻痛,深呼吸时蚁行感亦加重。于 Tinel's 征(+)点处用曲安奈德(确炎舒松)2 ml 加 0.5% 布比卡因 3 ml 的混合液局部封闭后,麻木区消失,感觉减退区的感觉立即恢复正常。4 例患者均经 2 次局部封闭治疗后症状完全消失。2 例均已随访 5 年以上未见复发。

赵云珍　陈德松

二十五、臀部皮神经卡压

臀部疼痛在临床上很常见,门诊以软组织病变引起的疼痛多见。可能有外伤史或劳损史,也可无任何原因。臀部疼痛常常和臀筋膜关系密切,穿过臀筋膜的皮神经,都可能因病变的臀筋膜或由于臀部肌肉痉挛对臀筋膜的牵拉而被卡压,产生疼痛。通过仔细的臀部压痛检查一般就能区别是骨性引起的疼痛还是软组织引起的疼痛。臀部皮神经解剖见图 2−2−35。

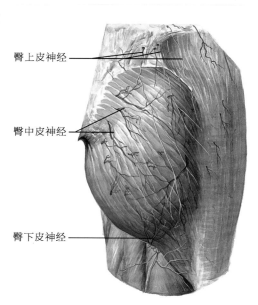

臀上皮神经

臀中皮神经

臀下皮神经

◎ 图 2−2−35　臀部皮神经解剖

(一)臀上皮神经卡压

臀上皮神经在髂嵴上方穿腰背筋膜,在髂嵴处穿过附着于髂嵴的腱性纤维束及臀筋膜。臀上皮神经穿经的深筋膜处常常是由骶髂筋膜形成的卵圆形孔,该孔纤维薄弱,腰臀部肌肉强力收缩可将深筋膜深层的脂肪组织从该孔挤向浅层形成疝,该疝可能回复亦可嵌顿,引起腰臀部疼痛。

【诊断】

(1)多数患者有外伤史,反复腰部疼痛史。

(2)一侧腰骶部疼痛,呈刺痛、酸痛,严重时可呈撕裂样疼痛。腰不能挺直。有时行走亦因疼痛而困难。疼痛可向大腿外侧放射。少数患者可能双侧都有疼痛和压痛。很可能是双侧臀上皮神经卡压。

(3)髂棘下方可扪及一明显压痛点,仔细检查可发现痛点深层有一压痛明显的结节。

(4)直腿高举试验(−),屈膝屈髋试验(+)。

【治疗】

1.局部封闭　于压痛最严重点即可扪及有压痛明显的结节处穿刺进针注入药物。常用复方倍他米松 7 mg/ml+0.5% 布比卡因 4 ml+糜蛋白酶 4 000~8 000 U 的混合液。常常一次就可见到明显的效果。必要时 2~3 周再作 1 次局部封闭。

2. 药物治疗　封闭后可立即给适当的止痛药。如塞来昔布(西乐葆)、双氯芬酸(扶他林)等。

3. 手术治疗　少数患者非手术治疗无效可手术治疗,仅需切除从臀筋膜裂孔突出的脂肪球即可。脂肪球中可见到一根小的皮神经,该神经与脂肪球一起从臀筋膜裂孔突出。

(二)臀中皮神经卡压

【诊断】

(1) 诱因不明显、起病缓慢,反复发作。

(2) 臀内侧部及骶部酸痛、胀痛不适,疼痛定位亦不明显,无功能障碍。

(3) 于骶骨棘突旁有压痛。

【治疗】

1. 物理治疗　早期仅需作物理治疗,如红外线、激光照射、热敷等。

2. 封闭治疗　反复发作的患者可采用局部封闭治疗,如局部扣及痛性结节,可对准结节封闭,如存在多个结节,可逐一封闭。如用复方倍他米松可每月封闭 1 次,共 3 次左右。

3. 药物治疗　疼痛较重者可辅以镇痛药。

(三)臀下皮神经卡压

【诊断】

(1) 可能有外伤史,跌倒臀部着地,亦可见于长期卧床的老年患者。

(2) 骶尾胀痛、钝痛、呈持续性,少数患者疼痛可向坐骨结节和会阴部放射。

(3) 在尾骨两侧有压痛,有时可扣及结节样或条束样痛性肿块。

【治疗】

1. 物理治疗　早期仅需作物理治疗,如红外线、激光照射、坐浴热敷。

2. 封闭治疗　反复发作的患者可采用局部封闭治疗,如局部扣及痛性结节,可对准痛性结节封闭,如用复方倍他米松可每月封闭 1 次,共 3 次左右。

3. 药物治疗　疼痛较重者可辅以镇痛药。

二十六、股前外侧皮神经卡压

股前外侧皮神经卡压并不少见,但很容易误认为腰椎间盘突出症,中老年人常常患有腰腿痛加之大腿外侧麻痛并可能是放射痛,再看到 CT 或 MRI 有腰椎间盘后突的影像,于是就做出腰椎间盘突出症的诊断。这里想强调的是要重视体格检查。

股前外侧皮神经经腹股沟韧带深面进入股部,分前、后两支,前支在髂前上棘下方 3 ~ 5 cm 处穿出阔筋膜,在皮下组织中下行,常分两支支配股前外侧皮肤。后支在较高水平穿出阔筋膜,支配股外侧和臀下部皮肤(图 2 - 2 - 36)。

【诊断】

(1)大腿外侧麻痛或蚁行感。

(2)大腿外侧针刺痛觉减退;甚至有部分丧失。

(3)髂前上棘下方 2~3 cm 处明显压痛。

(4)被动后伸髋关节时症状加重。

【治疗】

1. 局部封闭　于髂前上棘下方明显压痛处穿刺进针,缓缓向深层推进,最好至患者有麻痛

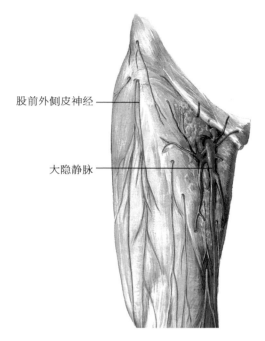

股前外侧皮神经

大隐静脉

◎ 图 2 - 2 - 36　股前外侧皮神经解剖

感,注入复方倍他米松和布比卡因加糜蛋白酶的混合液,常常一次就可见到明显的效果。必要时 2~3 周后再作 1 次局部封闭。如以麻痛为主要临床表现,可在注入药物中加甲钴胺(弥可保)0.5~1 mg(图 2 - 2 - 37)。

2. 神经营养药物　维生素 B_1、维生素 B_6、地巴唑、甲钴胺(弥可保)等。

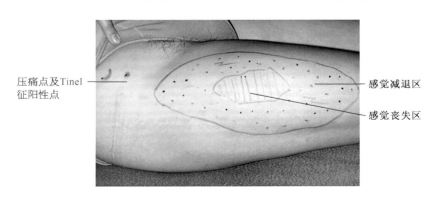

压痛点及Tinel征阳性点

感觉减退区

感觉丧失区

A. 股前外侧皮神经卡压,大腿外侧皮肤针刺痛觉的改变。

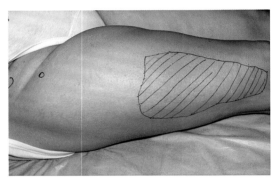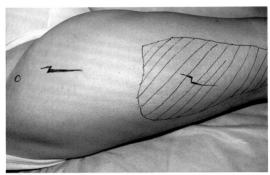

B.股前外侧皮神经卡压，大腿外侧皮肤针刺痛觉丧失，髂前上棘下方3 cm处明显压痛，Tinel征阳性。

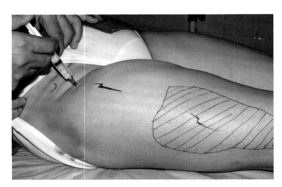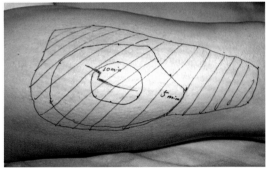

C.于髂前上棘下方明显压痛处封闭，5 min后针刺痛觉丧失缩小，
10 min后针刺痛觉丧失区进一步缩小，12 min后针刺痛觉丧失区的痛觉全部恢复。

◎ 图2-2-37　股前外侧皮神经卡压封闭治疗前后

二十七、梨状肌综合征

　　梨状肌综合征是坐骨神经经梨状肌下方或穿经梨状肌时受到压迫或钳夹引起的以下肢麻痛、无力为主要临床表现的一种神经卡压综合征。坐骨神经与梨状肌的解剖关系见图2-2-38。

【诊断】

（1）臀中部疼痛，并向股外侧、股后侧、小腿外侧放射。

（2）有时可扪及痉挛的梨状肌，有明显压痛(+)，并向下肢放射。

（3）髋关节抗阻力外旋，臀部疼痛加重，并可诱发同侧下肢麻痛(梨状肌试验)。

（4）早期EMG可能不发现异常，一旦EMG不正常对诊断有明显帮助，并可比较明确地判断神经损伤的平面。

【治疗】

1. 局部封闭 于臀中部相当于梨状肌的投影部位,穿刺进针注入药物。常用复方倍他米松 7 mg/ml+0.5% 布比卡因 4~5 ml,可加用糜蛋白酶 4 000~8 000 U。常常一次就可见到明显的效果。如麻痛较重,可在注入药物中加甲钴胺(弥可保)0.5~1 mg。封闭后很快见效常常可提示诊断是正确的。必要时 2~3 周后再作 1 次局部封闭。

2. 神经营养药物 维生素 B_1、维生素 B_6、地巴唑、甲钴胺(弥可保)等。

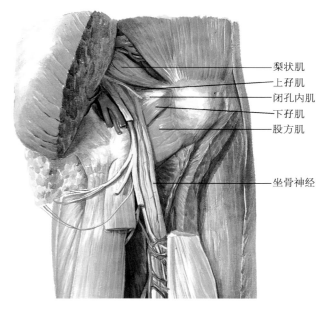

梨状肌
上孖肌
闭孔内肌
下孖肌
股方肌
坐骨神经

◎ 图 2-2-38 坐骨神经与梨状肌的解剖关系

二十八、腓总神经卡压

腓总神经在膝关节后方向外经腓骨小头后外下方跨腓骨,穿经腓骨长短肌在腓骨上的交叉起始纤维,然后几乎是垂直向下抵胫前肌深面向远端行进。在腓骨后和跨越腓骨这段腓总神经容易受到损伤和卡压。

【诊断】

(1)小腿酸乏无力、前外侧麻木或足下垂。

(2)伸趾、踝背伸外翻肌力下降,小腿外侧、足背侧皮肤刺痛觉减退(图 2-2-39)。

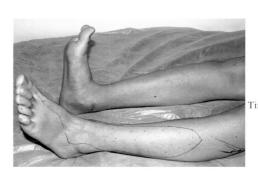

腓总神经行径

Tinel(+)点

◎ 图 2-2-39 腓总神经卡压的感觉改变

（3）腓骨颈部后方至前方 3~4 cm 一段腓总神经 Tinel(+),仔细扣之可能会发现该段神经增粗变硬,压之酸、麻、胀、痛。

【治疗】

1. 局部封闭　于腓骨颈部后侧穿刺进针注入药物。常用复方倍他米松 7 mg/ml+0.5% 布比卡因 2~3 ml+糜蛋白酶 4 000 U,常常一次就可见到明显的效果,麻痛较重者,可在注入药物中加甲钴胺注射剂(弥可保)0.5~1 mg。

必要时隔 2~3 周再作 1 次局部封闭。注意:穿刺时如有小腿和足背发麻,则为刺入腓总神经内了,封闭时刺入神经可能造成神经损伤,有害而无益。药物应注射在神经旁最好。

2. 神经营养药物　维生素 B_1、维生素 B_6、地巴唑、甲钴胺等。

3. 手术治疗　保守治疗 4~8 周后无效,可考虑行手术松解腓总神经。

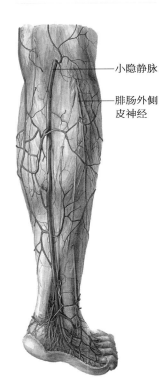

◎ 图 2-2-40　腓肠外侧皮神经解剖

腓肠外侧皮神经由小腿外侧中下 1/3 交界处腓骨前从深筋膜深层穿向浅层,此处常常是该神经卡压之处。

二十九、腓肠神经卡压

腓肠神经的行径中无产生卡压的特殊结构。

【诊断】

（1）小腿外侧酸痛、麻木。

（2）小腿中上段外侧皮肤刺痛觉减退。

（3）小腿外侧 Tinel(+),麻木向足腓侧和足背放射。

（4）如卡压在踝部,常与局部外伤有关,外踝后可找到 Tinel(+)点。

【治疗】

局部封闭　于 Tinel 征最明显处注入药物。常用复方倍他米松 2 mg/ml+0.5% 布比卡因 2 ml+糜蛋白酶 4 000 U,甲钴胺 0.5~1 mg。

常常一次就可见到明显的效果,必要时隔 2~3 周再作 1 次局部封闭,大多数可治愈。

三十、腓肠外侧皮神经卡压

腓肠外侧皮神经卡压并不少见,常常与行走、跑步过多有关,在腓肠外侧皮神经穿经小腿外侧深筋膜处有较多的纤维组织将之固定,可能与反复伸屈踝关节有关(图 2-2-40)。容易与腰椎间盘突出症混淆,仔细检查 Tinel 征是最好的临床判断方法,电生理检查有很好的参考价值。

图中标注:
小隐静脉
腓肠外侧皮神经

【诊断】

（1）小腿下段前外侧小腿外侧酸痛、麻木。

（2）小腿中上段前外侧皮肤至足背部刺痛觉减退。

（3）小腿前外侧 Tinel(+)，麻木向足背放射。

【治疗】

1. 局部封闭　于 Tinel 征最明显处注入药物。穿刺时应注意垂直进针，慢慢深入至针刺发麻并向足背放射时注入药物。常用复方倍他米松 7 mg/ml+0.5％布比卡因 2 ml+糜蛋白酶 4 000 U，常常一次就可见到明显的效果，必要时隔 2~3 周再作 1 次局部封闭，大多数可治愈（图 2-2-41）。

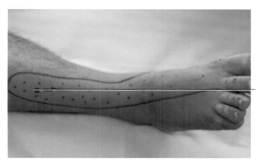
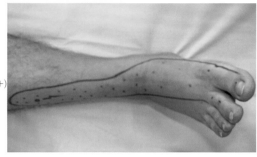

A.足背麻痛，小腿下段前外侧及第2趾背侧针刺痛觉减退，Tinel(+)。

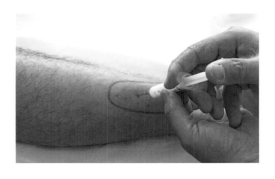
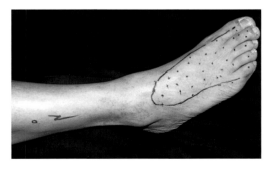

B.于Tinel征阳性处封闭。

C.腓肠外侧皮神经卡压有时仅仅表现为足背麻痛。

◎ 图2-2-41　腓肠外侧皮神经卡压封闭治疗前后

2. 药物治疗　感觉明显减退者应辅助用神经营养药物，疼痛较重时可给予镇痛药。

3. 物理治疗　如红外线照射、激光照射、热敷等。

三十一、隐神经髌下支卡压

隐神经髌下支的解剖见图 2 - 2 - 42。

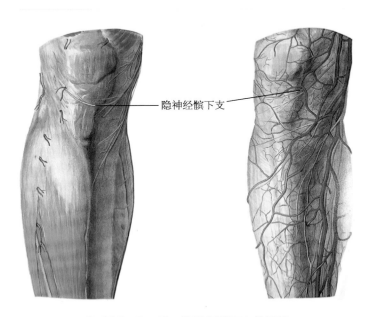

隐神经髌下支

◎ 图 2 - 2 - 42　隐神经髌下支的解剖

【诊断】

（1）膝下内侧酸痛、麻木，行走时膝部发软。

（2）胫骨内上髁明显压痛，Tinel 征（＋）。

（3）皮肤痛觉减退（图 2 - 2 - 43）。

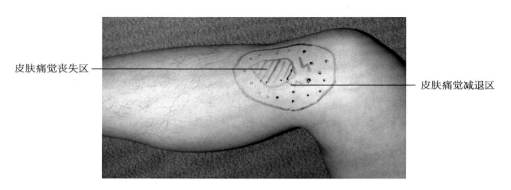

皮肤痛觉丧失区

皮肤痛觉减退区

◎ 图 2 - 2 - 43　隐神经髌下支卡压，皮肤感觉改变的情况

【治疗】

1. 局部封闭　于胫骨粗隆内髁处 Tinel 征最明显处注入药物。常用复方倍他米松 0.3～0.5 ml+0.5% 布比卡因 2～3 ml+糜蛋白酶 4 000 U,必要时隔 2～3 周再作 1 次局部封闭。

2. 药物治疗　同时给予神经营养药物如甲钴胺、维生素 B$_1$、维生素 B$_6$、地巴唑。

三十二、跗管综合征

跗管综合征是胫神经经过跗管时受到压迫而产生的一系列临床症状。胫神经在跗管内发出两支感觉支,一支是跟内侧支穿屈肌支持带支配跟内侧皮肤,另一支支配踝关节。胫神经在出跗管后分为足底内侧神经和足底外侧神经,足底内侧神经是感觉支,支配足底部包括足趾跖侧的感觉,足底外侧神经主要是运动神经,支配足内在肌和腓侧足趾的感觉(图 2－2－44、45、46)。

胫神经在跗管受压迫的主要原因是足部活动过多,滑膜水肿、纤维病变所致。

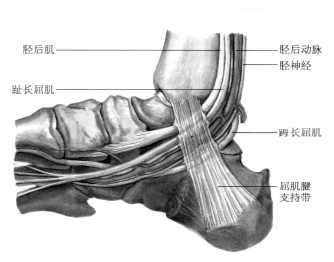

胫后肌　　胫后动脉
胫神经
趾长屈肌
蹈长屈肌
屈肌腱支持带

◎ 图 2－2－44　跗管的解剖

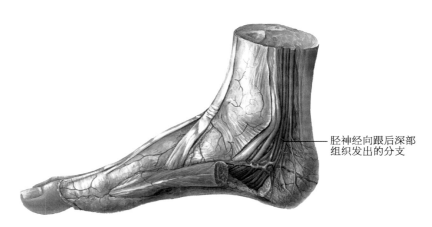

胫神经向跟后深部组织发出的分支

◎ 图 2－2－45　胫神经在内踝后亦发出分支支配内踝内后侧的深层感觉

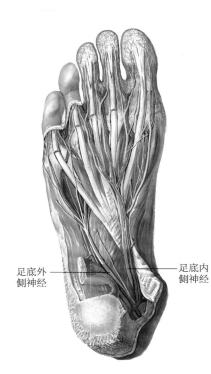

◎ 图2-2-46　足底的神经支配

足底外侧神经

足底内侧神经

【诊断】

（1）足底麻痛,休息时加重,活动后好转;可能有夜间麻醒史。

（2）可两足先后出现。

（3）前半足底及部分足趾胫侧针刺痛觉减退,内踝后叩击可出现 Tinel 征(图2-2-47)。

（4）电生理检查　可发现足底的肌肉有自发电位、募集反应减弱、跨内踝的胫神经运动及感觉传导速度减慢,波幅下降。

【治疗】

1. 辅以药物　给予神经营养药物。

2. 跗管内封闭　在跗管内胫神经位置偏后,在跗管内封闭时穿刺针不要直接刺入胫神经内,跗管内还有胫后动、静脉,注射药物前一定要回抽无血,推入药物时应感到阻力很小,如阻力大很可能针尖刺在肌腱内,不要硬推,调整进针深度就可轻轻推入药物(图2-2-48)。

3. 物理治疗　局部给予物理治疗。

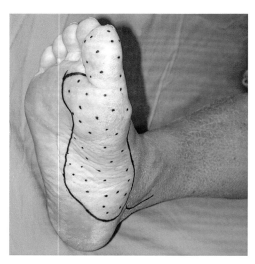
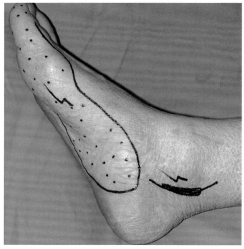

◎ 图2-2-47　跗管综合征的临床表现

右足底麻痛,足底胫侧针刺痛觉明显减退,叩之有触电样麻痛,内踝后 Tine 征(+)。

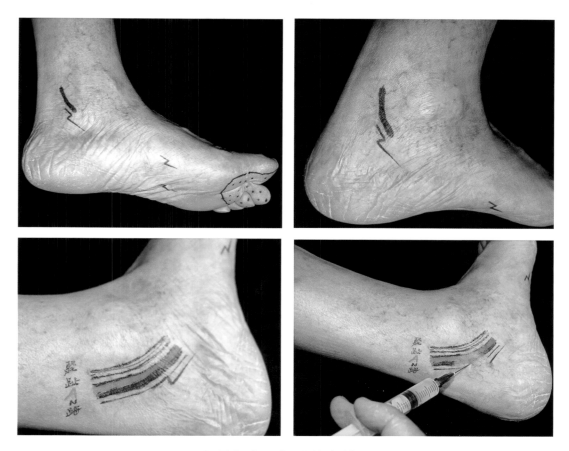

◎ 图2-2-48 跗管内封闭

附1：内踝下疼痛

　　内踝下后方即跟内侧疼痛是很常见的，特别多见于老年患者，可能与老年人骨质疏松、骨质下塌有关，支配跟内侧的感觉皮肤是隐神经的分支，而深层包括跟骨是由胫神经发出分支支配（图2-2-49、50）。前者主要表现为跟部麻痛，后者主要表现为跟部酸、胀、重等不适，跟部着地时疼，针刺痛觉明显减退，压痛加重。少数患者可同时具有两者的症状。

【诊断】

　　（1）跟部疼痛，以内侧为重，疼痛性质为酸、胀、沉重，行走时疼痛加重。严重的患者足跟不能着地。

　　（2）足跟内侧有一明显的压痛点，该痛点常常位于跟内侧正中。压之可能患者感酸、麻、胀等不适；稍稍用力患者就可能受不了。

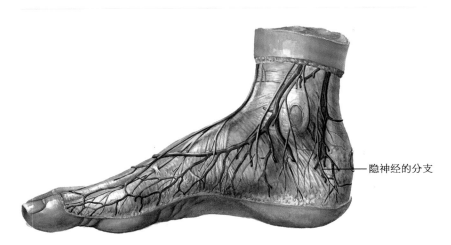

◎ 图2-2-49　隐神经向内踝下后方浅层发出的分支

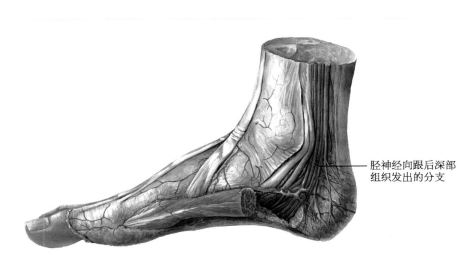

◎ 图2-2-50　胫神经在内踝后亦发出分支支配内踝内后侧的深层感觉

（3）跟内侧及跟底内侧可能有针刺痛觉减退。

【治疗】

1. 封闭治疗　以局部封闭为主要治疗手段(图2-2-51)。

2. 物理治疗　辅以足部物理治疗,如红外线照射、热水泡脚等。

3. 药物治疗　疼痛严重的患者可给适当的镇痛药。

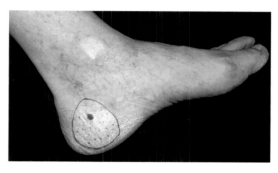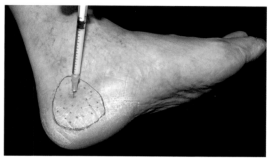

◎ 图 2 - 2 - 51　内踝下疼痛封闭治疗

内踝后下酸痛、胀麻,跟内侧有一小块皮肤针刺痛觉减退,于压痛点处封闭。

附2：踝部隐神经损伤

大隐静脉穿刺,静脉注射高渗葡萄糖后踝部隐神经损伤。图 2 - 2 - 52 为一临床实例。

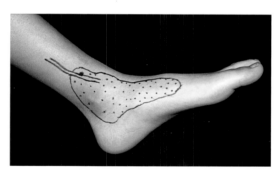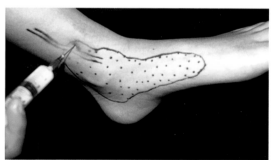

◎ 图 2 - 2 - 52　踝部隐神经损伤封闭治疗前后

男孩,9 岁,因发烧咳嗽,经静脉注射 10% 的葡萄糖及头孢霉素,由于药物外漏,内踝部肿胀疼痛,足胫侧麻痛,4 个月后局部仍然疼痛,发麻,检查发现左踝及足内侧部分皮肤针刺痛觉减退,大隐静脉旁压痛显著,该处 Tinel 征(+)(图 2 - 2 - 52A),经两次局部封闭后治愈(图 2 - 2 - 52B)。

黄长安　陈德松　张　展

肩关节疼痛

一、肩关节周围炎

肩关节疼痛很常见,其中以肩关节周围炎最为多见。肩关节周围炎又称肩周炎,主要是指肩周肌肉、肌腱、滑囊和关节囊等软组织的慢性无菌性炎症。是中老年人常见的病痛,中医称凝肩或冻结肩。与关节退行性变、关节滑膜增生、炎性变有关,常常可分为:肱二头肌长头腱鞘炎、喙突炎、三角肌下滑囊炎、肩胛下肌滑囊炎、冈上肌腱炎和冈上肌腱钙化及肩袖肌腱炎。到后期常常两种或多种情况同时存在。临床上更多的见到是肩关节周围的肌腱、腱鞘、滑囊、关节囊,还有关节周围的韧带等软组织都有慢性疼痛不适,压痛较为广泛,肩关节疼痛及活动障碍,被动活动也严重受限,故又称粘连性肩关节炎。也可能在原来关节退行性变、增生、炎性变的基础上由于一个轻微的肩周外伤而诱发。表现为肩关节的前屈上举、外展上举及后伸受限,严重时肩关节仅有很小的活动范围,稍稍帮助患者活动肩关节可引起剧烈酸痛,甚至成人也忍不住抚肩、下蹲、流泪。但肩周炎有自愈倾向,3~6个月后随着盂肱关节腔、肩周滑囊腱鞘的炎症、粘连逐渐吸收,水肿消退,血供恢复正常,关节功能逐渐恢复正常。在运动功能逐步恢复过程中,肌肉的血供及神经营养得到不断改善,大多数患者肩关节功能可恢复到正常或接近正常。这是该病自然发展的过程和归结。因此,各种治疗虽然都有一定疗效,均是用各种方法缩短这个过程,都需要一定时间治疗和恢复。

肩关节由盂肱关节、肩锁关节及胸锁关节三个解剖关节组成,还有三个类关节系统协助完成肩关节的全部功能,这些类关节是肩胛胸壁关节(或肩胛肋关节)、肩峰下关节(或第二肩关节)及喙锁机制(喙锁关节)。肩袖是由冈上肌、冈下肌、三角肌、肩胛下肌和小圆肌组成,肩袖的功能是在关节盂内稳定肱骨头。冈上肌在开始30°外展时将肱骨头拉向关节盂,稳定肩关节和三角肌一起使肩关节有力地外展和上举。冈下肌和小圆肌的功能是控制上肢外旋,肩胛下肌和胸大肌、背阔肌以及大圆肌一起协同控制内收、内旋。临床上在检查肩周炎患者时,要注意每一个主动不能完成的动作和每一个被动亦不能完成的动作,其确切的压痛点,就可以分析出是哪些肌肉或起止点有炎性变、有创伤、有粘连,这样对患者的肩周炎就能有充分的了解,就能判断炎性变和疼痛的中心,就能准确用药,准确封闭,提高治疗效果。

【诊断】

1. 发病年龄　在 40~60 岁为多,故有 50 肩之称。女性多见。病程可急亦可缓慢发展。常可问及有外伤史,有时仅仅是轻微的劳损,比如拎了一下稍重的东西而诱发。

2. 肩部疼痛　疼痛可向肘部、腕部放射,颈部常常亦感疼痛不适。

3. 临床检查　可发现肩部肌肉僵硬,病程稍长就可见到三角肌冈上、下肌有肌肉萎缩。

4. 压痛点　肩关节周围有多处压痛点,最主要的可在喙突处、肩峰下、肱二头肌腱腱鞘处、三角肌止点稍上方深层及肱三头肌在肩盂下的起始处抑或是下盂肱韧带处。压痛最明显处就是炎性病变的中心。

根据解剖位置可判断是哪个结构的问题。可出现以不同解剖和结构为炎性中心的肩周炎,分述如下。

(1)患者在抗阻力屈肘的同时作肩关节外展外旋出现疼痛,结节间沟有压痛,肩后伸及伸肘同时肩外展后伸可引起疼痛常常可提示是肱二头肌腱腱鞘炎。

(2)喙突是肩部肌腱和韧带的主要附着点,当肌腱、韧带、滑膜囊的损伤、退变和炎症时,均可累及其附丽点引起肩前方疼痛及喙突部疼痛和压痛,则可推断是喙突炎。本病为青壮年肩前痛的一种常见原因。除疼痛症状外,还有肩关节被动外旋功能受限,即肩胛下肌止点炎性变。

(3)冈上肌腱炎和冈上肌腱钙化表现为肩前方痛和肩峰下间隙及大结节近侧压痛外,肩关节活动明显受限,肩关节外展特别是肩关节抗阻力在开始 30° 外展时疼痛尤为严重。肩关节正位摄片可见大结节上方的冈上肌腱内有小的、密度不一致的、不规则的钙化影。

(4)肩峰下滑囊和三角肌下滑囊是两个相邻又相通的滑液囊,实质上两者是一个滑囊,其间仅有一层薄膜将两者不全相隔。这两个滑囊病变大多是继发于邻近组织的病变,尤其是冈上肌的损伤、退行性变、钙盐沉积和肌腱袖破裂。表现为疼痛逐渐加重增剧,夜间痛较著,常痛醒,尤以肩外展外旋时痛加重。疼痛涉及三角肌的止点,亦可向肩胛部、颈、手等处放射,肩关节前外方常常有压痛,肩峰下和大结节等处的压痛常可随肱骨的旋转而移位,有时可扪及肿胀的滑囊。由于滑囊壁慢慢增厚,且与肩袖粘连,肩关节活动明显受阻。随后冈上肌、冈下肌和三角肌也逐渐出现萎缩。

急性发病时肩部疼痛剧烈而广泛,尤以外展和外旋运动时更为明显。

总之肩周炎患者常常有肩关节外展、上举、外旋、后伸受限,被动亦不能,稍用外力增加其活动范围可诱发剧痛。

5. 肩部 X 线片　常常摄一张肩关节正位片就可说明主要问题,但 X 线片检查常为阴性。有时可见冈上肌有钙盐沉着,若已破溃至肩峰下滑囊内,则可在该滑囊内见到钙化阴影。在正位片上可查见肩峰前缘有无骨赘,锁骨远端有无骨赘;肱骨大结节有无增生、移位;关节盂有无异常;肱骨头有无骨质疏松。肩关节正位片常常也可能无异常发现。病程久者可能仅见到肩关节周围有骨质疏松。肩关节造影是否有肩袖撕裂;肩部 MRI 可了解有无冈上肌腱撕裂。

【治疗】

对肩关节周围炎治疗目的是:止痛、防止肩部粘连和恢复肩关节的运动功能。治疗首先要查明原发疾病,并加以处理。急性期患者应休息,置患肢于外展 90° 位置,角度能够再大点更好,最好将患肢固定于外展架上。

1. 理疗　红外线照射、激光照射、超短波、温水浴。

2. 体疗　逐渐增加肩关节各个方向的主动及被动活动范围和活动量;将身体完全浸泡在温水中训练肩关节各个方向的活动。

3. 中医治疗　推拿、按摩、针灸、火罐均有一定效果。

4. 内服消炎止痛药物　可在活动前和封闭前服 NSAIDs 类药物,如塞来昔布。

5. 局部封闭　常常不是注射一处就够了,由于肩关节较大,疼痛点分散在各个方向,大多数患者需注射 2~3 针,另外肩关节的肌肉发达,注射量也应该大些,一般每个痛点注射 6~8 ml,因为封闭后要被动活动患者的肩关节,用 0.5% 的布比卡因+复方倍他米松 1~2 支较好。必须反复回抽无血方能推药。如肩峰下滑囊内或肩关节内有积液可先将液体抽出,然后将药物注入肩峰下滑囊炎内,一般用复方倍他米松 7 mg/ml+0.5% 布比卡因 4~5 ml+糜蛋白酶 4 000~8 000 U。3 次为一疗程,每月注射 1 次。有些患者注射后 1~2 d 内疼痛可能加重,可同时给予服用消炎止痛剂。也可以抽出肩峰下滑囊内或肩关节内的积液后,反复冲洗肩关节再注入封闭药物,可能效果更好。

上述治疗均有效果,但是单一效果均较差,应作综合治疗。局部封闭是起效最快的治疗,封闭后应立即利用局部麻醉的作用充分活动肩关节,同时给予镇痛药。应该知道到了后期即使是多种治疗方法一起用,也需要一段时期的连续治疗才能治愈。整个治疗过程必须坚持体疗。坚持被动向各个方向牵拉肩关节。

6. 手术治疗　一般经 3 个月以上的正规保守治疗无效者,可根据患者不同的情况选择不同的手术治疗方案。

还有一种肩关节疼痛的疾病,即肩袖肌腱炎,和肩周炎有类似的症状,但是疼痛缓解后肩关节活动受限较少,没有肩关节挛缩。而肩周炎的主要特征之一就是肩关节挛缩。但是到了肩袖肌腱炎后期,长时间的肌腱炎将导致挛缩,最终难以和肩周炎区分开来。

肩袖肌腱炎的治疗和肩周炎类似,局封治疗有较好疗效,可同时进行适当的物理治疗,如果保守治疗长时间无效,则考虑肩峰切除术。

图 2-3-1、2、3 所示的喙肱韧带下的肱二头肌长头的腱鞘内、三头肌长头止点处、下盂肱韧带处、冈上肌止点处是压痛最明显处,也是经常封闭的部位。局部封闭的一个关键步骤

就是要确定压痛最严重的点,这点就意味着是病变的中心。注射在那里,封闭的效果应该是最好的。

从图2-3-4上可以看到在肩周的痛点局部封闭后肩关节上举在逐步改善。

图2-3-5病例在封闭治疗后,症状有较大的改善。

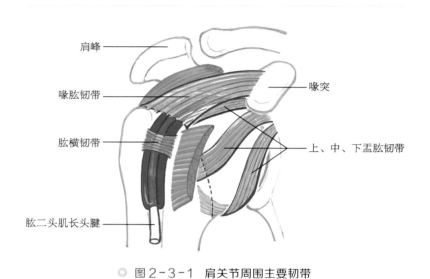

◎ 图2-3-1 肩关节周围主要韧带

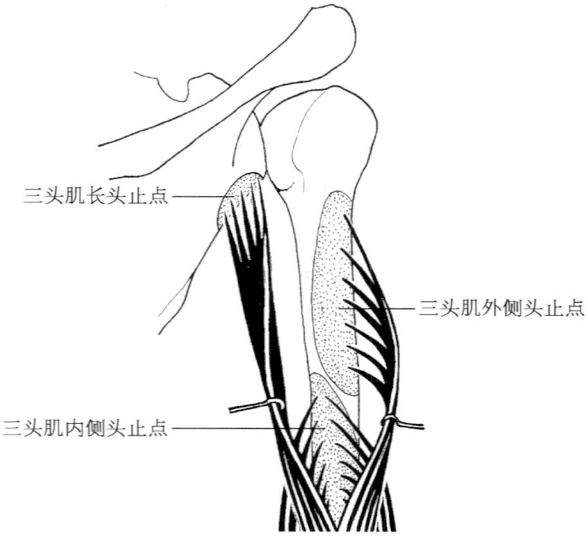

◎ 图2-3-2 三头肌的三个起点

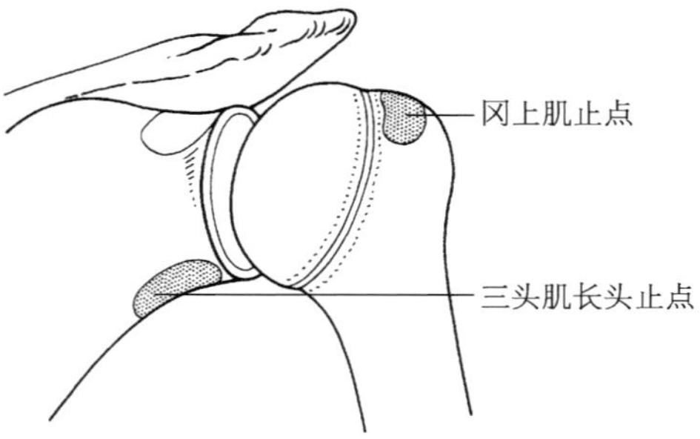

◎ 图2-3-3 肩周封闭时穿刺针尖抵达的部位

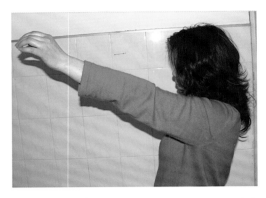

A. 前屈上举受限。

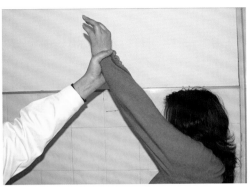

B.被动前屈上举亦受限。

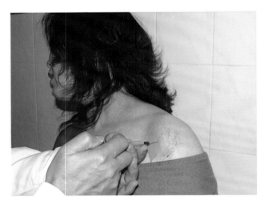

C. 于二头肌长头腱鞘内封闭。

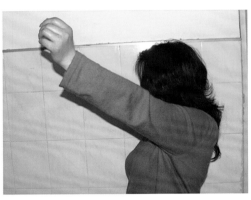

D.前屈上举稍有改善。

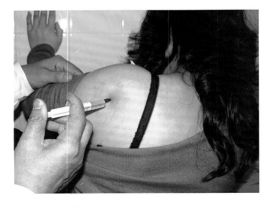

E.再于肱三头肌长头起点或下盂肱韧带处封闭。

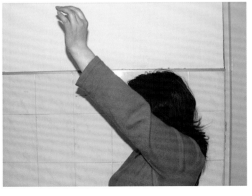

F.前屈上举进一步改善。

◎ 图 2-3-4　肩周炎局部封闭治疗的病例

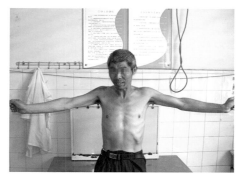
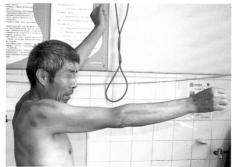

A.   B.

右肩痛5月余,有肩外展、前屈均90°,被动活动同主动活动。

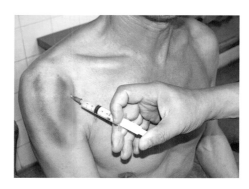
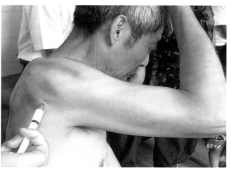

C.于二头肌长头腱鞘内封闭。
（注：肩部紫黄色斑块是患者自行刮痧造成）

D. 再于肱三头肌长头起点处封闭。

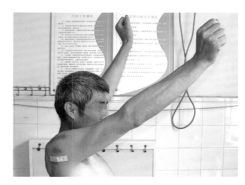
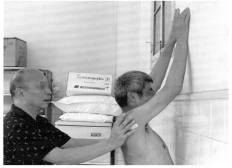

E.   F.

封闭后右肩活动时疼痛明显好转，前屈达110°、被动前屈上举达150°。

◎ 图2-3-5　肩周炎封闭治疗的实例

黄必军　陈德松

二、肩关节撞击综合征

肩峰下关节由于结构的原因或动力的原因在肩的上举、外展运动中发生肩峰下组织的撞击而产生的疼痛症状称为肩关节撞击综合征。该病是临床上常见的肩部疼痛,可发生于任何年龄,也是肩袖破裂和肱二头肌长头腱变性损伤的原因之一,撞击多发生在肩峰前1/3及肩锁关节的下面。

肩关节撞击综合征产生的原因有:肩峰下滑囊的周围病变及其本身的病变:如肩峰边缘骨赘形成、钙化颗粒等,肱骨大结节的畸形变:如增生、空洞、吸收等,肱二头肌长头腱的退变、关节边缘突起、关节囊粘连等,肩袖撕裂产生的改变如肩峰下滑囊纤维化、关节软骨腐蚀等。而碰撞主要发生在肩峰边缘的前内方,从而可能导致慢性滑囊炎和肩袖撕裂。碰撞也可能发生在累及喙突和肩锁关节的病变,大多数肩关节撞击综合征的患者会出现滑囊侧的肩袖撕裂,而肩袖撕裂又是由于退变引起,发生于肩袖的关节面。

肩关节撞击综合征的疼痛发生在肩前屈上举和肩外展上举的过程中,疼痛发生某个角度,即痛弧,该病必须与肩周炎相鉴别。由于肩周炎引起的肩关节疼痛要严重得多,而且肩关节的各个方向活动都严重受限,被动活动也严重受限,压痛很广泛,故又称冻结肩。此点是肩关节撞击综合征和肩周炎在早期的最明显的差异。

【诊断】

1. 肩部疼痛 自发和运动诱发的肩部疼痛,常无明显的固定肩部压痛,活动时加重,除后伸稍有影响外,一般不影响肩关节活动范围。

2. 临床检查 患者在前屈上举60°～120°时感到疼痛为阳性,即疼痛弧征阳性:肩外展上举60°～120°出现疼痛,在这个角度范围内肩峰和冈上肌腱最贴近。

3. 压痛 肩峰下压痛明显,有时肱二头肌腱腱鞘处亦有明显压痛。

4. X线检查 摄片可发现肩峰形态异常,肩峰-肱骨头间距缩小,肩峰过长、过低、大结节骨赘形成等(图2-3-6)。

【治疗】

绝大多数患者可通过保守治疗获得满意疗效,包括休息、急性期冰敷、后期热敷、局部封闭及增强肌力的训练。

1. 局部封闭 于肩峰下注入药物。常用复方倍他米松7 mg/ml+0.5%布比卡因4～5 ml+糜蛋白酶8 000 U,压痛广泛者0.5%布比卡因可用到8～10 ml,可与透明质酸钠一起注入肩关节腔,必要时隔2～3周再作1次局部封闭(图2-3-7)。

2. 口服消炎止痛药物 塞来昔布(西乐葆)0.2～0.4,1次/日,如疼痛影响睡眠可用盐酸曲马朵缓释片(奇曼丁)50～100 mg,每12 h 1次。

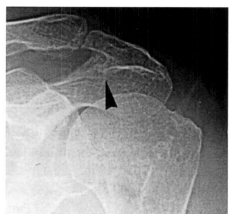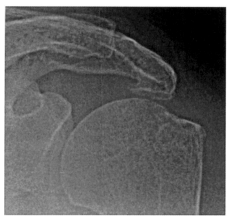

◎ 图2-3-6 肩峰下骨赘

箭头所示肩峰下骨赘。

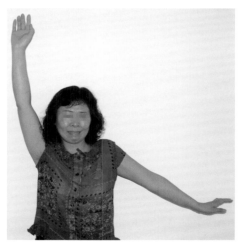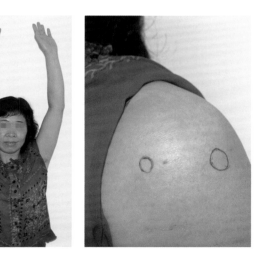

A.	B.	C.
肩关节撞击综合征,肩关节外展至60°时疼痛明显, 继续外展上举至170°时肩痛消失。		肱二头肌长头腱鞘和 肩峰下压痛显著。

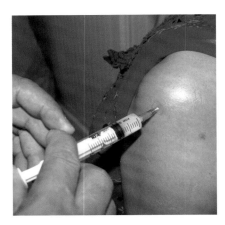
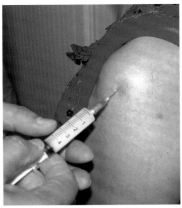
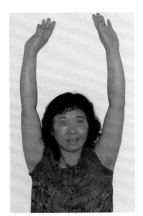

D.

E.

F.

用复方倍他米松7 mg／ml＋0.5％布比卡因4 ml，于肱二头肌长头腱鞘
进针注入2 ml药液，然后将针刺向肩峰下推入剩下3 ml药液。

封闭后右肩外展
上举不感到疼痛。

◎ 图2-3-7　肩关节撞击综合征封闭治疗

3. 手术治疗　对于保守治疗无效者考虑手术,行肩峰成形术。

肩周炎和肩关节撞击综合征应予鉴别,治疗方法不同,局部封闭的注射部位也不完全相同,当然到了晚期症状和体征都差不多了,但是局部封闭的重点还是有异,肩周炎封闭的重点在肱二头肌长头的腱鞘内,以及肱三头肌长头在肩盂下结节的起点;而肩关节撞击综合征的封闭中心是在肩峰下方,即肱骨大结节附近。作撞击注射试验使肩部疼痛暂时性完全消失,则撞击征可以确立。如注射后疼痛仅有部分缓解,仍存在肩关节功能障碍,则冻结肩的可能性大。

三、肩袖部分撕裂

肩袖在肩关节运动中起支持、稳定肩肱关节的作用,肩袖损伤和撞击有关,也有人认为肩袖撕裂是和肩关节退变有关。

【诊断】

1. 肩关节疼痛　是肩袖撕裂的早期主要症状。急性损伤时,患者能听到肩峰下有响声,而后感到肩关节活动明显受限。

可能有外伤亦可能无明显原因出现疼痛,初期呈间歇性,以夜间为甚,不能卧向患侧。疼痛分布于肩前方及三角肌区域;肩前方与大结节之间的间隙有压痛。活动时可触及磨砂音。

2. 关节功能障碍　患肢不能主动上举和外展,或外展、上举无力。被动活动时,有"疼痛弧"存在(60°～120°);患者站立,将两肘关节拉向后侧,可见到损伤侧的肱骨头突向前方。

3. 肌萎缩　病史较长者可出现冈上肌、冈下肌和三角肌萎缩,以冈上肌明显。

4. 辅助检查　如 X 线片未见异常。肩关节造影可见到破裂孔,造影剂进入肩峰下滑囊内。

5. 肩关节镜检查　可见到破裂口。

【治疗】

1. 外展支架固定　外展支架固定 3 周,适用于不完全撕裂患者。

2. 局部封闭　3 个月后仍痛者,亦适用于不完全撕裂患者,可于肩峰下注入药物。常用复方倍他米松 7 mg/ml+0.5% 布比卡因 2~4 ml。

3. 手术治疗　主要是用阔筋膜移植进行修补。术后用三角巾悬吊 4 周。以后进行功能锻炼。

四、冈上肌肌腱炎

冈上肌肌腱炎(supraspinatus tenonitis)好发于中年以上体力劳动者、家庭妇女和青年运动员。在劳损和轻微外伤后逐渐引起肌腱退行性改变,逐渐产生肩关节疼痛。

【诊断】

(1)好发于 20~40 岁,起病前多有外伤史。

(2)肩前上方、肩外侧及三角肌止点处疼痛、疲劳。疼痛可向斜方肌方向或上臂和前臂放射。急性期疼痛较重、剧痛可影响睡眠和饮食。肩前方痛和肩峰下间隙及肱骨大结节冈上肌止点处压痛。

(3)肩外展至 60°~120° 范围内感肩部疼痛,在这疼痛弧以外活动时可无疼痛;肩关节连续前屈后伸时可扪及关节内砾轧音。

(4)肩外展肌力明显下降,抗阻力作开始 30° 肩外展动作时,肩部疼痛更著。

(5)X 线检查:肩关节正位 X 线摄片可见大结节上方的冈上肌腱内有小的、密度不一致的、不规则的钙化影。部分病例肱骨大结节部位有不同程度的骨质稀疏。

【治疗】

1. 制动、物理治疗　急性期患臂制动休息。早期作热敷和物理治疗悬吊带。

2. 药物治疗　用消炎止痛药物,主要用非甾体类消炎镇痛药;如塞来昔布、双氯芬酸(扶他林)。

3. 局部封闭　于肱骨大结节冈上肌止点处压痛处注入药物。常用复方倍他米松 7 mg/ml+0.5% 布比卡因 2 ml+糜蛋白酶 4 000~8 000 U。

4. 功能锻炼　2~3 周后,待急性炎症基本消退后,可逐步行功能锻炼。

5. 手术治疗　经积极治疗 3 个月而症状不见好转者,可能肩袖有较严重的撕裂伤需考虑手术治疗,作肩袖修复术和肩峰成形术。

陈　宏　黄长安　张　展

第四节 肌肉起止点及韧带劳损（无菌性炎症）

　　肌肉起止点及韧带劳损这类疾病常常和滑液囊炎混淆，有时确实难以鉴别，因为疼痛的部位、压痛的部位都在相近的位置，加之治疗方法也很相近，效果也接近，也就不去鉴别了。仍需说一说的是肌肉起止点及韧带劳损多见于中老年人和运动多的人群，而滑液囊炎的患者年龄相对较轻，可能在短时间内有相对活动量过大。还有些患者这两个病可能共存。CT、MRI 对鉴别诊断有帮助。

一、网球肘（肱骨外上髁炎，颈神经根卡压）

　　网球肘即肱骨外上髁炎是很常见的疾病，可以说没有一个骨科医师没有见过这个病，虽然对肱骨外上髁处作局部封闭对网球肘有较好的效果，但是也可以说没有一个骨科医师没有遇到过封闭没治好的网球肘。网球肘的病因是什么？为什么过分活动也会患网球肘？从来不活动的家庭主妇的非优势手侧也会患网球肘？这是什么原因？可能是：① 网球肘的诊断太简单。② 网球肘的治疗也太简单。③ 这个太小的病治不好也没什么大不了的事，复发了再重复治疗也无所谓，所以重视不够。

　　我的研究生谢继辉用电生理的方法和辣根过氧化酶示踪法研究了肱骨外上髁的神经支配，发现支配肱骨外上髁的神经来自 C7 神经根，从而提示一部分网球肘特别是顽固性网球肘可能是 C7 神经根卡压的一种表现。在临床上我们也发现网球肘患者常常同时存在颈部疼痛，颈部痛点封闭后，同时治愈了颈部疼痛不适和网球肘。因此提出用颈部封闭治疗顽固性网球肘。并且认为顽固性网球肘就是胸廓出口综合征的一种类型，即 C7 神经根或中干受压型胸廓出口综合征。我们将该病仍然列入这一节来描述，主要考虑到大多数医师的思维还是认为网球肘就是肱骨外上髁处的前臂伸肌群起始点的劳损。

　　【诊断】

　　（1）肘关节外侧局限性疼痛或持续性酸痛，尤其是前臂旋转、腕关节主动背伸时，疼痛更为明显。可放射至前臂、腕部或上臂痛。有的夜间痛。握物无力，提暖壶倒水、扫地、拧衣等动作困难。

（2）有局限性压痛点，其位于肱骨外上髁、环状韧带或肱桡关节间隙处。肘关节无肿胀，活动正常。

（3）前臂伸肌腱牵拉试验（Mills 试验）阳性：伸肘屈腕握拳，然后前臂旋前，引起肘外侧疼痛。Cozen 试验：抗阻力伸腕可诱发疼痛。

【治疗】

1. 非手术治疗　适用于大多数病例，包括局部固定和休息、理疗、针灸、按摩及中药外敷等。能缓解症状，但易复发。肱骨外上髁痛点封闭复方倍他米松 7 mg/ml+0.5% 布比卡因 2 ml。穿刺点不宜在肱骨外上髁的顶点，因为这里的皮肤很薄，在这里注射可能由于激素浸润到皮肤和皮下造成皮肤和皮下脂肪萎缩、变薄，并变成白色，可能造成医疗纠纷。因此作肱骨外上髁痛点封闭应从外上髁的内侧方进针，药物注入肱骨外上髁的基底部，这样造成的皮肤并发症要少得多。一般如用曲安奈德每周 1 次，如用复方倍他米松则每月 1 次。3 次为一疗程。有些患者注射后 1~2 d 疼痛可能加重，应及早给服止痛剂，甚至可在封闭前就给患者服镇痛药。局封后 2~3 d 内避免过重劳动。复发者隔 1~2 月重新再给一疗程的封闭治疗。

2. 手术治疗　适用于极少数症状严重、保守治疗无效者，可予手术治疗。早期仅需距肱骨外上髁顶点 4~5 cm 处环形完全切断深筋膜即可。

附：顽固性网球肘

又称颈神根卡压症，主要是 C7 神经根卡压，亦可能是上臂桡神经卡压的一种表现。

我们在研究顽固性网球肘时发现支配肱骨外上髁的感觉神经纤维来自 C7 神经根，作臂丛神经根包括 C7 神经根松解后顽固性网球肘的疼痛也随之消失，我们在临床上还发现一部分顽固性网球肘患者的同侧上臂桡神经有明显的压痛，桡神经变粗变硬，也有的可能变细，轻轻触之麻痛到手背。电生理检查可能无异常发现，而 B 超检查可以看到桡神经在形态上有显著的改变。电生理变化不明显的原因是上臂桡神经的代偿能力太好，而检查不出。

【诊断】

（1）肘关节外侧局限性疼痛或持续性酸痛，多种方法多次治疗无效，大多数患者经多次肱骨外上髁痛点封闭治疗，甚至局部皮肤亦变得细、薄、皮色变白，但仍感肘外侧疼痛依旧、患肢无力（图 2-4-1）。

（2）常伴有颈肩部疼痛，患侧上肢麻痛，睡觉时肩及上肢不适、放不好。

（3）检查可发现同时存在上臂桡神经明显压痛。

【治疗】

1. 封闭　于颈部压痛处注入药物。常用复方倍他米松 7 mg/ml+0.375% 罗哌卡因 2 ml。

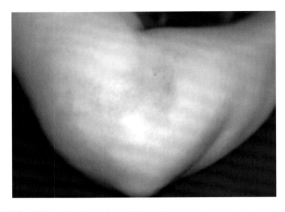

A.右肘外侧疼痛肱骨外上髁压痛6个月，经9次在肱骨外上髁作局部封闭疼痛没有减轻而局部封闭处
皮肤变细腻、变薄、皮肤色素消退。有时可见纵行、横行或斜行的皮下小血管。

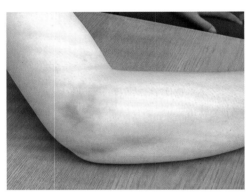 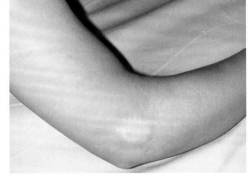

B.肱骨外上髁多次封闭后的皮肤并发症，皮肤变薄、呈白色。

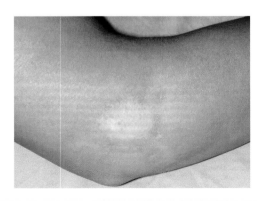 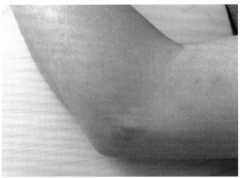

C.皮肤变薄、变白，而疼痛仍然存在。

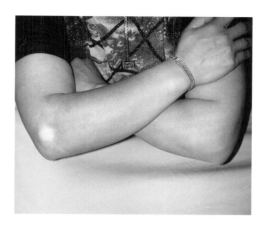

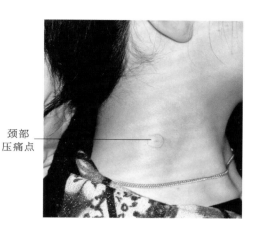

颈部
压痛点

D.右侧网球肘先后作封闭6次，
局部皮肤变白，较对侧明显变薄。

E.颈部亦有明显压痛点。

◎ 图2-4-1 网球肘多次封闭治疗后

如上臂桡神经亦有压痛，可同时予上臂桡神经压痛旁再封闭一次。如3~4周后疼痛仍未缓解，可再封闭一次。此时不可再于表面皮肤已变白、变薄的肱骨外上髁处作局部封闭。封闭治疗实例见图2-4-2、3。

　　2. 再次封闭　如肱骨外上髁处压痛很明显、局限，局部皮肤没有发生改变，颈部、上臂桡神经封闭的同时再作肱骨外上髁内侧基底部封闭。

　　3. 给予止痛药　须知在肘部作局部封闭，当麻药作用消失后可能十分疼痛，根据疼痛程度应给予止痛药，如塞来昔布等。如疼痛影响到睡眠可加用盐酸曲马朵（奇曼丁）。

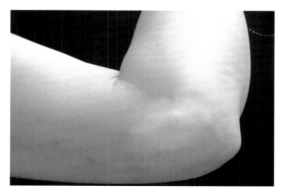

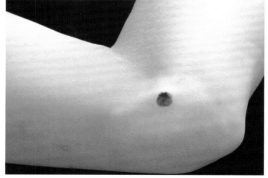

A.患者，女，37岁，家庭主妇，左肘外侧反复疼痛4年余，先后作
肱骨外上髁局封6次，局部皮肤呈白色，局部仍然疼痛并有压痛。

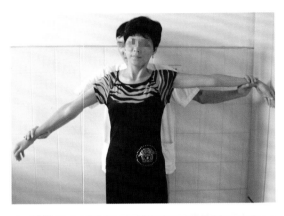
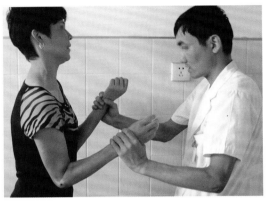

B.体格检查时发现同侧肩外展肌力、肘屈曲肌力亦下降。

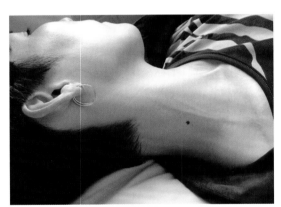
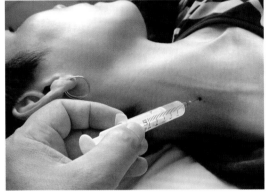

C.同侧胸锁乳突肌后缘与颈外静脉交叉处后上方压痛明显，颈部痛点用复方倍他米松局封。

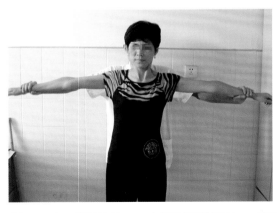
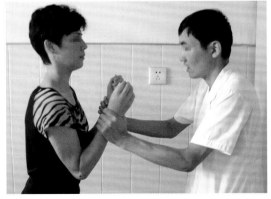

D.肩外展、屈肘肌力立即完全恢复，肘外侧疼痛消失，至今已5年余，未见复发。

◎ 图2－4－2　网球肘局部封闭治疗实例1

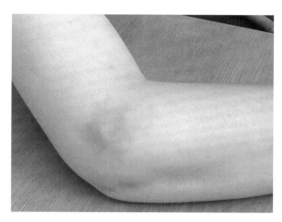
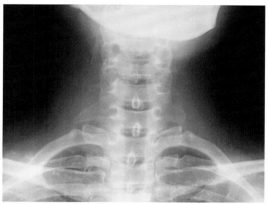

A.患者，女， 35岁，职员，右肘外侧反复疼痛4年余，先后作肱骨外上髁局封多次，
局部皮肤呈青，局部仍然疼痛并有明显压痛。颈椎正位片见双侧颈7横突过长。

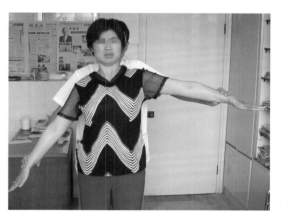

B.同侧肩90°外展肌力减退。

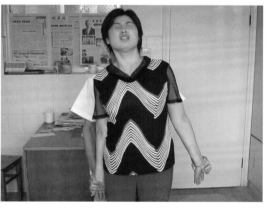

C.开始30°外展肌力减退。

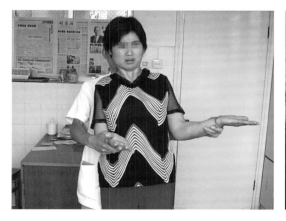

D.肩外旋肌力减退。

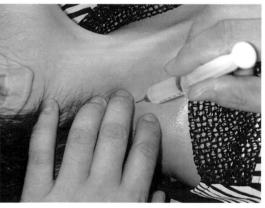

E.于右颈外侧封闭。

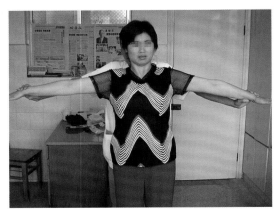

F. 2 min后肩外展肌力恢复。

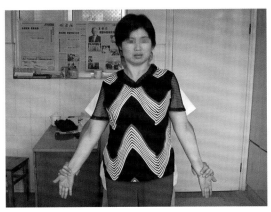

G. 开始30°肩外展肌力恢复。

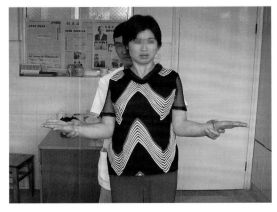

H. 肩外旋肌力恢复。

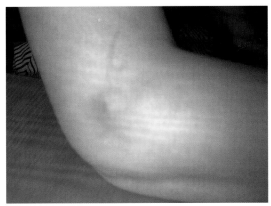

I. 周外侧肱骨外上髁处疼痛及压痛消失。

◎ 图2-4-3　网球肘局部封闭治疗实例2

4. **手术治疗**　肱骨外上髁炎经反复非手术治疗无效者或肱骨外上髁处有骨性增生,可考虑手术治疗,术中需距肱骨外上髁顶点4~5 cm处环形完全切断深筋膜,或切断外上髁部分伸肌群起始,必要时凿除增生的骨赘。

应该注意,当网球肘经两次以上的封闭而无效时,要想到是不是其他疾病引起的肱骨外上髁疼痛,应全面检查患肢的肌力和感觉,颈部有无压痛,上臂桡神经有无压痛,对这两处做封闭常常效果明显。作者曾治疗过4例胸廓出口综合征合并同侧网球肘的患者,为胸廓出口综合征作了前、中、小斜角肌切断术,松解了臂丛神经,术后网球肘的症状随同胸廓出口综合征的症状一起消失。作者还治疗过7例这样的病例,在外院因网球肘作肱骨外上髁处手术,术后仍然疼痛如术前,来我院作同侧颈部痛点封闭1~3次而明显缓解了疼痛。下面一组照片就是其中之一(图2-4-4)。

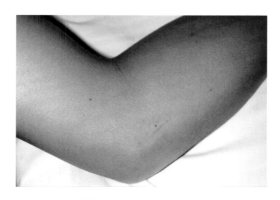

A.因右侧网球肘作肱骨外上髁剥离后5个月，疼痛同前。

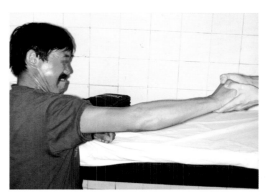

B.Cozen 试验：抗阻力伸腕可诱发疼痛。

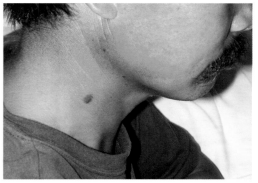

C. 右颈外侧胸锁乳突肌后缘中点处有压痛。

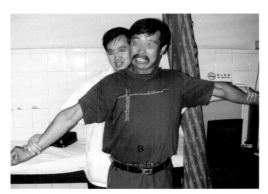

D.该患者同时有右肩外展肌力减退。

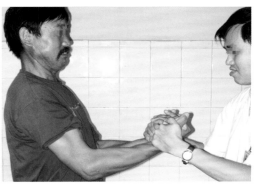

E. 还存有屈肘肌力减退。

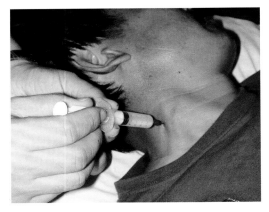

F. 于颈部压痛点处封闭。

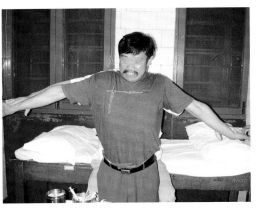

G. 封闭后2 min右肩外展肌力明显增大。

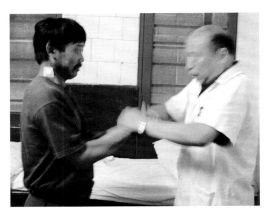

H. 封闭后屈肘肌明显增大。

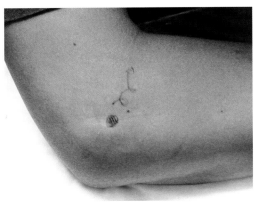

I. 颈部封闭后肱骨外上髁处疼痛消失。

◎ 图2-4-4　胸廓出口综合征合并同侧网球肘封闭治疗实例

　　该患者仅在颈部痛点封闭一次,右肘外侧疼痛消失,随访2年余,未复发。

　　因此,从上述病例对颈部封闭的治疗反应来看,患者是同时患有肘外侧疼痛的胸廓出口综合征。也就是说肘外侧疼痛是该患者患的胸廓出口综合征的临床表现之一。

　　　　祖国医学在治疗下肢痛的领域有丰富的科学经验:"腿痛治腰"就是其中之一,延伸到上肢疼痛的诊治,不妨也可这样说"臂痛治颈"。这就可以时时提醒我们在诊断上肢某个部位疼痛时要注意检查病因是不是有可能在颈部或者颈部病变就是上肢疼痛的主要原因。

俞　森　陈德松

二、高尔夫球肘(肱骨内上髁炎)

肱骨内上髁是前臂屈肌群的总起始,所以前臂屈肌的过分活动或不恰当的活动可造成肱骨内上髁炎。过分用力作屈指和前臂旋前的动作,如拧毛巾的动作,是造成肱骨内上髁炎的主要原因。支配肱骨内上髁的神经主要来自尺神经的关节支。

【诊断】

(1)肘关节内侧疼痛或酸痛,尤其是在作前臂旋前并主动屈腕时疼痛加重,可沿尺侧屈腕肌向下放射,屈腕无力,提重物困难等。

(2)肱骨内上髁处有明显压痛,肘关节无肿胀,活动正常。

(3)前臂屈肌腱牵拉试验阳性 伸肘腕背伸握拳,然后前臂抗阻力旋前或旋后,引起肘内侧疼痛。

【治疗】

1. 非手术治疗 适用于大多数病例,包括局部固定和休息、理疗、针灸、按摩及中药外敷等。能缓解症状,但易复发。于肱骨内上髁压痛最严重点封闭效果良好。一般用复方倍他米松 7 mg/ml+0.5% 布比卡因 2 ml。穿刺针必须抵达骨膜,并作多个方向穿刺注射。3 次为一疗程。有些患者注射后 1~2 d 疼痛加重,可同时给予服用止痛剂。局封后 2~3 d 内避免过重训练和劳动。复发者可重新局封治疗。

2. 手术治疗 反复非手术治疗效果不佳者可考虑手术治疗,术中作起于肱骨内上髁的屈肌群的起始部分坚韧的腱性纤维切断和剥离,并横行切断深筋膜。效果常较满意。

3. 找病因 和网球肘的诊治相似,在对肱骨内上髁疼痛诊治时,特别是反复不能治愈的肱骨内上髁疼痛不要忘掉在颈部找病因。

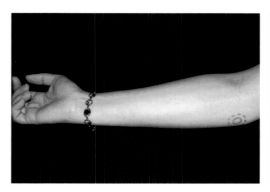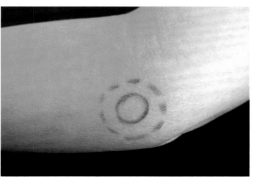

A.肱骨内上髁炎,其实真正的压痛点在肱骨内上髁的前下方,压痛常常有3 cm直径圆大小。

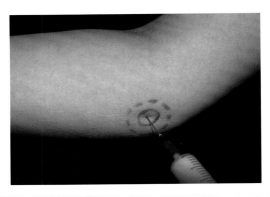

B.封闭时针尖应抵到骨膜，上下左右都应该注入一些药物，该例患者肱骨内上髁顶点处无压痛。

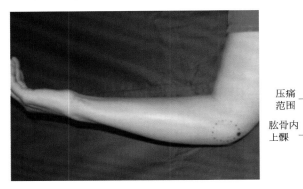

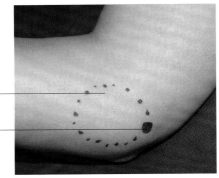

压痛
范围

肱骨内
上髁

C.该例患者肘内侧疼痛，肱骨内上髁处仅仅稍有压痛，真正的严重压痛在内上髁远端2 cm处。

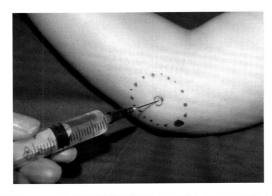

D.从压痛区中心也是压痛最显著点垂直进针抵骨膜封闭，不可因肱骨内上髁有压痛就从髁顶进针封闭，
从内上髁处进针封闭效果差而且容易造成局部皮肤变白、变薄。

◎ 图2-4-5　高尔夫球肘封闭治疗实例

　　近两年,我们在临床上发现较多的网球肘患者,特别是反复发作的患者,同时存在肱骨内上髁明显压痛,同时封闭这两处的痛点效果更好。我们还发现先封闭内上髁后,外上髁压痛亦减轻,对无条件做颈部封闭的单位,治疗该病可同时封闭肱骨内、外上髁。

三、股骨内上髁炎

股骨内上髁是大收肌的止点,收肌结节的后方是腓肠肌内侧头的起点。膝关节胫侧副韧带的股骨端也附着于此。该处疼痛常常和急性扭伤及慢性劳损有关。临床上并不少见。

【诊断】

（1）股骨内上髁压痛明显,内上髁后侧压痛更著。

（2）抗阻力屈膝同时作髋关节内收动作疼痛常常加重。

【治疗】

1. 封闭治疗 股骨内上髁压痛最显著点注入复方倍他米松 7 mg/ml+0.5%布比卡因 3 ml,可采取俯卧位,穿刺针必须抵达股骨内上髁后侧骨膜,此时患者常诉酸痛,回抽无血,缓缓注入药物。

2. 物理治疗 用激光、红外线照射、超短波、热敷等。

四、项韧带骨化、颈项部筋膜炎

【诊断】

（1）中老年人多见,颈后即项部疼痛不适。

（2）颈后及颈骶棘肌有压痛。

（3）颈椎侧位片可见棘突顶部之间有骨化影。

【治疗】

1. 封闭治疗 压痛点封闭。

2. 药物治疗 不适、范围广泛者应给予肌松药和镇痛药,同时给予颈围以限制颈部活动。

3. 手术治疗 骨化部分过分增生且有疼痛和压痛者可考虑手术切除。

李中锋 陈 宏

第五节 腰背疼痛

腰背疼痛是十分常见的疾病,有时要明确病因很困难,因此,给治疗带来很大困难,除腰椎间盘突出症引起的腰腿痛外,常见的腰背疼痛有腰肌劳损、第三腰椎横突综合征、棘间韧带和棘上韧带炎、腰背部皮神经卡压等等。胸腰段脊神经后根的感觉支大都要穿经十分坚韧的腰背肌筋膜,急性腰扭伤留下的血肿机化后纤维增生及穿经的感觉支的损伤;慢性劳损引起的腱性组织增厚感觉支的穿经孔狭窄以及脊神经后根在穿经腰部肌肉时受到的挤压,均可以引起腰背部的疼痛。因此,在诊治腰背疼痛时除了必要的辅助检查如腰部正侧斜位 X 片、胸腰段 MRI 等外,临床医师应详细询问腰背疼痛前后的病史、疼痛的变化情况和条件。还必须给患者作详尽的体格检查。包括:腰部各方向的活动范围、髋关节的活动范围、直腿高举试验、屈膝屈髋试验以及对腰背部和棘突、棘间全面而仔细的压痛点的检查,对一些特殊的痛点应作好标记,反复检查。对明显的痛点用 3~5 ml 的 0.5% 布比卡因作局部封闭,如腰部疼痛消失或明显减轻即可提示该点就是引起腰痛的关键部位。再根据痛点的解剖部位分析产生腰痛的病因。明确腰背疼痛的部位和病因后只要不存在感染、肿瘤或其他器质性病变即可用复方倍他米松或其他激素制剂加上布比卡因作局部封闭治疗,同时给予适当的镇痛药,常常能取得良好的效果。

一、急性腰扭伤

【诊断】

1. 病史　急性腰扭伤(acute lumbar sprain)的患者常常在搬重物时动作不协调或负重过大而致腰部软组织、椎间小关节、腰骶关节、骶髂关节急性损伤的病史。

2. 症状　伤后腰部即出现剧痛,疼痛持续性,活动加剧,严重者影响行走和翻身。腹内压增加如咳嗽会加重症状。有些病员在受伤当时有腰部弹响声或突然断裂感。

3. 体征　腰部呈僵硬状,骶棘肌痉挛,局部压痛显著,腰部活动明显受限。

4. X 线检查　腰椎 X 片可见:脊柱可有侧弯畸形及腰部前突消失。同时可以了解有无腰椎骨折,特别要了解是否存在腰椎横突远端的小的撕脱性骨折。有骨折存在就不能做封闭治疗,或者封闭时不能加激素类药物。

5. 鉴别

(1)棘间、棘上韧带损伤时:棘突间及棘突顶部有压痛,患者双髋、双膝屈曲增加时,腰部疼痛加重。

(2)椎间小关节损伤时:在棘突两旁有深压痛,腰椎被动旋转受限并使疼痛加重。

(3)骶髂关节损伤时:骶髂关节处有压痛,骶髂关节旋转试验阳性。

(4)腰背筋膜损伤时:局部有压痛。筋膜破裂时,除压痛外,可扪及弹性肿块,放松时肿块消失。

【治疗】

1. 镇静镇痛药、推拿、按摩　可立即给予镇痛镇静药物,可进行轻手法推拿、按摩。

2. 注意腰部固定　可用腰围保护腰部,应休息,重者需休息 3 周左右。扭伤初期宜睡硬板床。

3. 封闭治疗　于腰部压痛处注入药物。常用复方倍他米松 7 mg/ml+0.25% 布比卡因 8~10 ml。局部有骨折者不可用激素类药物封闭。

二、慢性腰部劳损

【诊断】

(1)患者常有腰部酸痛,反复发作,弯腰或站立过久后加重,休息后或改变腰部体位及适当活动可减轻症状,但活动过度后可加重症状。

(2)腰部外观大多正常,亦可能有侧弯畸形,常见的压痛点在腰椎横突、棘突旁骶棘肌、髂嵴后部、腰背筋膜等处。

(3)腰椎正侧位片可见有轻度骨质增生或脊柱侧弯畸形。

【治疗】

1. 预防和纠正腰肌损伤的病因　如不正确的腰部姿势、过分的腰部负重。

2. 综合性治疗　如理疗、针灸、按摩、推拿和火罐等。

3. 体疗　通过腰背肌和腹肌等锻炼,可缓解症状、巩固疗效。

4. 腰部固定　症状明显者可在腰围外固定 2~3 周,同时服用消炎镇痛类药物。

5. 封闭治疗　压痛局限者可于腰椎横突、棘突旁骶棘肌、髂嵴后部、腰背筋膜、痉挛的肌肉等处作局部封闭治疗。

三、腰背肌筋膜炎

腰背肌筋膜炎引起腰背部疼痛大多数炎性病变不是直接的原因,而是胸腰段脊神经后根的感觉支在穿经十分坚韧的、原本就不宽畅的腰背肌筋膜孔时,由于炎性、水肿、机化、增生的筋膜而使该孔变得更小,从而受到压迫所致。

【诊断】

(1)多见中年以上、长期缺少肌肉锻炼和遭受潮湿寒冷影响者。

(2)腰骶臀部均可被侵犯,有特定的压痛点,压痛点常可放射。臀部疼痛点可反射到坐骨神经分布区。有时可摸到肌筋膜内条索状物,伴压痛。

(3)X 线检查:可有脊柱退行性改变。少数患者抗"O"阳性或血沉稍高。

【治疗】

1. 去除诱因　对有明显致病因素者,应去除诱因,综合治疗。

2. 药物治疗　应用消炎镇痛炎药物。用中医中药,原则为舒筋活血,祛风散寒。

3. 物理治疗　理疗、针灸、推拿、按摩、火罐及泡温水浴等。

4.封闭治疗　如压痛区比较广泛,可将布比卡因稀释到0.1%的浓度,用25~50 ml同时加入糜蛋白酶4 000~8 000 U作较大范围的注射。

5.手术治疗　对疼痛广泛,压痛亦广泛的患者可作深筋膜下广泛松解术。

四、棘间韧带、棘上韧带劳损(无菌性炎症)

【诊断】

(1)患者多为20~50岁的体力劳动者,有弯腰劳动或腰背部外伤史,急性外伤者有时可自闻帛裂声或撕裂感。

(2)患者自觉腰背中线疼痛,轻者为酸痛,疼痛可向臀部放射,重者不敢仰卧。

(3)可有轻重不等的压痛,在棘突顶部或棘间。急性损伤者可有肿胀、皮下淤血、触痛明显甚至可扪及棘突间过宽或有棘突裂隙。

(4)X线检查:应摄脊椎正侧位片,以排除骨折。

【治疗】

1.早期　治疗棘上韧带损伤早期宜卧床休息,用中药敷疗以消肿止痛,一般急性期不主张推拿按摩。

2.慢性期　可采用理疗、推拿、按摩、针灸及火罐等方法治疗。

3.功能锻炼　腰背肌功能锻炼可对损伤的康复和预防有相当益处。

4.封闭治疗　1~2个月疼痛及压痛点固定的患者可作痛点封闭。

五、第三腰椎横突综合征

【诊断】

(1)常常有不同程度的腰部外伤史。

(2)腰部疼痛,大多数患者腰痛位于一侧,严重时向大腿放射,腰前屈或向健侧侧弯疼痛加重。

(3)屈膝屈髋试验可导致疼痛加重,腰部脊柱旁有压痛,压痛部可能存在肌肉紧张,下肢腱反射(-),第三腰椎横突远端有明显压痛,有时可扪及痛性结节。

(4)X线检查:腰部X平片可见第三腰椎横突过长。

【治疗】

1.封闭治疗　于压痛点最明显处用长针突头垂直进针最好达第三腰椎横突端,再注入药物。用复方倍他米松1 ml+0.5%布比卡因4~6 ml封闭,如腰痛消失,亦可证实诊断是正确的。以后如仍疼痛,可于1个月后再作1次封闭。

2.镇痛药　应同时给予镇痛药。

官士兵　陈德松　黄长安

第六节　滑囊炎

一、跟腱滑囊炎与跟腱腱鞘炎

跟腱有自己独立的腱鞘,其止点处和屈肌支持带之间有一滑囊,称跟腱囊(图2-6-1)。过分行走、跑步、登山均可引起跟腱滑囊炎和跟腱腱鞘炎。鞋后缘过紧反复摩擦常和跟腱腱鞘炎的发生有关。跟腱滑囊炎与跟腱腱鞘炎可单独各自发生,亦可同时发生。

【诊断】

（1）跟腱腱鞘后方的皮肤很薄,穿过紧的鞋可导致产生跟腱腱鞘炎。这可能与鞋后缘过紧,压迫并反复摩擦跟腱腱鞘有关。患者常有穿后缘过紧鞋的历史,发病时局部肿胀、疼痛、跟后皮肤充血,压痛明显。

（2）跟腱与跟骨之间的跟腱囊因部位较深,常表现为跟后疼痛行走时加重,跑步时更痛。跟腱止点稍上方有肿胀,压痛明显。皮肤常无充血。

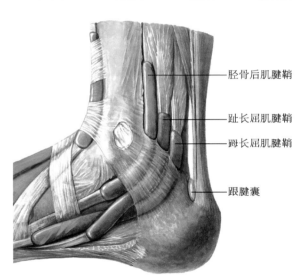

胫骨后肌腱鞘

趾长屈肌腱鞘

踇长屈肌腱鞘

跟腱囊

◎ 图2-6-1　跟腱囊和足部屈肌腱腱鞘

（3）有时X线片可见局部跟骨结节处隆起骨赘。

【治疗】

1. 休息　宜局部休息、穿松软的鞋。反复发作者,可作跟骨后结节骨赘切除即可根治滑囊炎。

2. 封闭治疗　痛点注射药物常用复方倍他米松7 mg/ml+0.5%布比卡因2 ml+糜蛋白酶4 000 U。无跟骨后结节骨赘形成的跟腱滑囊炎,封闭治疗效果非常好,但注射不当可能造成十分严重的后果,即跟腱断裂。作者先后为4例因封闭药物注入跟腱内造成跟腱断裂,而作手术修复,手术很困难,并发症也很严重,如皮肤坏死、跟腱外露、修复的跟腱再断裂等,这些均和局部注射激素类药物有关。术后常常难以完全恢复踝关节的功能。因此,作跟腱囊和跟腱腱鞘封闭时必须注意:① 激素类药物切切不能注入跟腱内,必须将药物注入滑囊内或腱鞘内。② 激素类药,不管是复方倍他米松还是曲安奈德都不能用量太大,复方倍他米松的常用量为0.5 ml 即 3.5 mg,曲安奈德的常用量是 0.5~1.0 ml,即 5~10 mg。③ 从跟腱的内侧或外侧穿刺,不可将药物注入皮下,更不能注入皮内。

有一个很好的经验是:当针尖刺在跟腱内推药的阻力很大、很难推入,而针尖在滑囊或腱鞘内则推药的阻力很小。这就不难判断封闭药物是注入在肌腱内还是注入在滑囊腱鞘内。此外,跟腱在跟骨后结节的止点常常有压痛,切切不可在跟腱的止点处封闭。

二、跖筋膜炎

跖筋膜炎(metatarsal fascitis)是因足部疼痛的常见原因,常常因慢性劳损、创伤和跖筋膜退行性变所致。在跟骨止点处跖筋膜的胶原纤维退行性改变,产生无菌性炎症,日久使跟骨结节处骨质增生,形成骨刺(图 2-6-2)。

【诊断】

发病可单侧或双侧,严重者每走一步都感到疼痛,持续几个月或几年,大部分病例可自愈。检查时跟骨结节远端止点处压痛明显。

足部 X 线片可见跟骨骨刺,其实该骨刺病不是引起疼痛的原因,而是围绕骨刺的滑囊。

【治疗】

1. 局部封闭 不可从跟底进针,因该处皮肤太厚,进针不易;此处是行走时的负重点,亦不宜在此处穿刺。正确方法是从跟内侧向痛点穿刺。注入复方倍他米松0.5 ml+0.5% 布比卡因 1 ml 即可(图 2-6-3)。治疗前应告知患者 3~4 h 后麻药作用消失可能会引起疼痛,甚至可能很痛。因此,可同时预防性的给些止痛药,如塞来昔布(西乐葆)、双氯芬酸(扶他林)等药。

2. 理疗 红外线、激光照射,温热水浸泡。

3. 手术治疗 如症状不缓解,可用手术切除炎性变性的组织。骨刺虽然不是疼痛的原因,但亦应予切除。

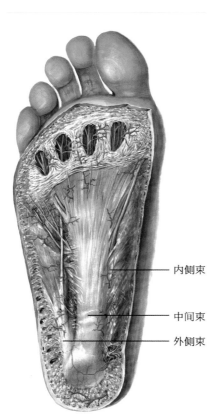

内侧束

中间束

外侧束

◎ 图 2-6-2 足底筋膜又称跖筋膜

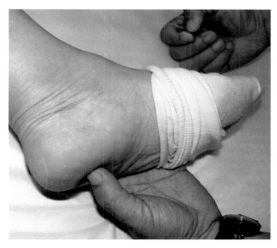

A.在跟底找到压痛最明显的痛点。

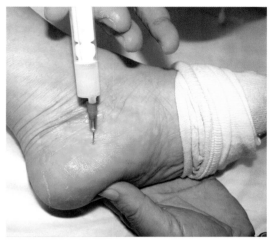

B.从跟内侧向痛点穿刺。

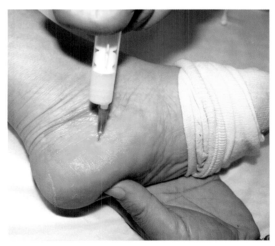

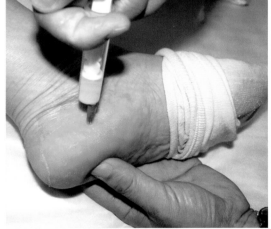

C.注入封闭药物,拇趾应感到深层组织随着推入的药物而膨胀。

◎ 图2-6-3 跖筋膜炎封闭治疗

三、大转子滑囊炎

大转子是大部分臀肌的附着处,其上缘肥厚有梨状肌附着;内侧面前有闭孔内肌及其止点;后侧转子窝是闭孔外肌的附着处;前缘有臀小肌附着;臀中肌附着于大转子的上部,其上方的骨面由臀中肌转子囊与臀中肌腱相隔。后方区域为臀大肌深层纤维覆盖,有臀大肌转子囊介于其间(图2－6－4)。

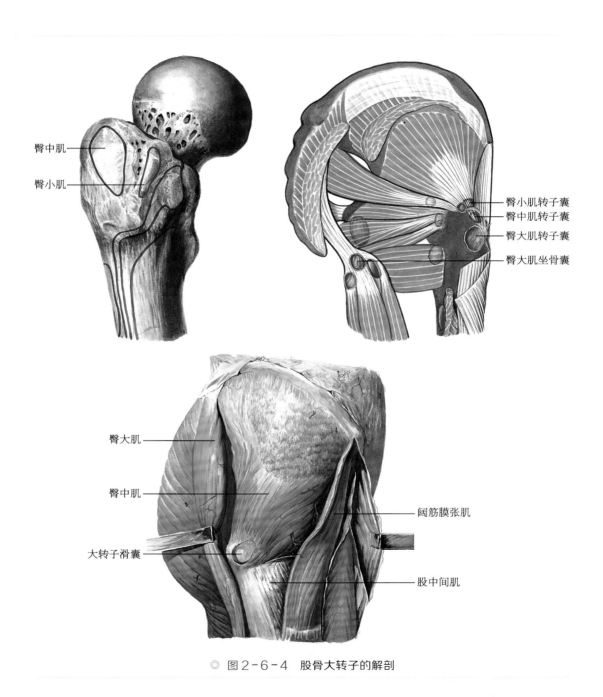

臀中肌

臀小肌

臀小肌转子囊
臀中肌转子囊
臀大肌转子囊
臀大肌坐骨囊

臀大肌

臀中肌

阔筋膜张肌

大转子滑囊

股中间肌

◎ 图2－6－4　股骨大转子的解剖

【诊断】

在跑跳时股骨大转子处疼痛,重者不能侧卧,在大转子外侧有压痛,在按压下做屈伸髋关节活动时疼痛加重。慢性炎症则局部肿胀、肥厚,若合并髂胫束挛缩时,屈伸髋部在大转子处有弹响,此即所谓"弹响髋",可触及条索或囊性样肿块。

【治疗】

封闭治疗 于股骨大转子压痛处注入药物。应将药物注入滑囊内,常用复方倍他米松 7 mg/ml+0.5% 布比卡因 2 ml。与关节封闭相同,如有积液可先将液体抽出,药物中加入糜蛋白酶 4 000~8 000 U。

四、坐骨滑囊炎

【诊断】

在股后侧肌群疼痛时,常有坐骨结节处疼痛,按压坐骨结节部患者诉疼痛,可扪及增厚的滑囊,检查时应与健侧比较。患者在坐位也会感到疼痛加重,臀部肌肉收缩亦可有痛感,有时还需与梨状肌损伤相区别。

【治疗】

封闭治疗 于坐骨结节压痛处注入药物。常用复方倍他米松 7 mg/ml+0.5% 布比卡因 2 ml。如结节的滑囊内有积液,应将积液尽可能抽出后再注入药物。药物内可加入糜蛋白酶 4 000~8 000 U。

此处注射特别要注意无菌操作。如怀疑有感染存在,如局部温度升高,压痛加重,则不可用激素类药物,仅用糜蛋白酶 4 000~8 000 U+0.5% 布比卡因 2 ml 即可。亦可用生理盐水冲洗后再注入糜蛋白酶溶液。

五、髂耻滑囊炎

【诊断】

急性期有髋关节前部疼痛,髋呈半屈曲位,腹股沟偏外肿胀及压痛,屈伸髋关节均可加重疼痛,股神经受压迫时,疼痛沿大腿前部放散至小腿内侧。慢性期髋部疼痛,用不上力,局部深处有压痛,但是压痛点不准确,有时感到髋内有响声,被动过伸髋关节时疼痛。

【治疗】

封闭治疗 于耻骨结节压痛处注入药物。常用复方倍他米松 7 mg/ml+0.5% 布比卡因 2 ml。必须注意有无感染存在,怀疑有感染可用蛋白酶冲洗囊腔后再注入糜蛋白酶 4 000 U。

六、髌前滑囊炎

【诊断】

髌前滑囊位于髌骨的前方,发炎时出现滑液增多、滑囊肿大。检查时可发现波动性软组织肿块,压痛轻微,不影响膝关节运动。

【治疗】

慢性滑囊炎,用抽液和囊内注入糖皮质激素类药物,有良好疗效。对于非手术疗法无明显疗效者行滑囊切除术。对化脓性滑囊炎应穿刺抽脓后冲洗脓腔再注入有效抗生素及糜蛋白酶8 000 U,1~2 d 穿刺一次。如无效果应切开引流,待炎症消退后再行滑囊切除术。

七、鹅足滑囊炎

鹅足滑囊是位于缝匠肌、股薄肌、半腱肌腱止点深面与胫侧副韧带之间的滑囊(图2-6-5、6),由于这3个肌腱组成的联合腱形似鹅足而得名。直接打击,局部经常反复摩擦,如骑马等,或膝关节伸屈扭转过多常是本病的病因。

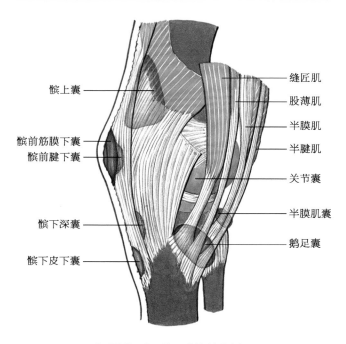

髌上囊　　　　　　　　　　　　缝匠肌
　　　　　　　　　　　　　　　股薄肌
　　　　　　　　　　　　　　　半膜肌
髌前筋膜下囊　　　　　　　　　半腱肌
髌前腱下囊　　　　　　　　　　关节囊
　　　　　　　　　　　　　　　半膜肌囊
髌下深囊　　　　　　　　　　　鹅足囊
髌下皮下囊

◎ 图2-6-5　膝关节内侧面

从解剖图中可看到隐神经经鹅足滑囊浅层行走，因此鹅足滑囊炎引起的疼痛和四块肌肉的止点劳损以及隐神经受到刺激有关。

【诊断】

（1）膝关节内侧疼痛，行走时特别是上楼梯时疼痛加重。

（2）膝关节内侧可扪及肿物，大小不定，有波动感；相当于胫骨内髁处局部压痛显著，患者在用力屈膝、外展外旋时疼痛（图2-6-7）。

（3）诊断时应与慢性膝关节滑膜炎、内侧半月板囊肿和腱鞘囊肿等鉴别。

【治疗】

1. 封闭治疗　在囊内注入糖皮质激素类药物复方倍他米松有良好疗效。一般可用非手术疗法治愈，如果存在较多的滑囊积液应将之抽出后再注入药物，此时如加入糜蛋白酶效果更好。局部封闭后应再给予镇痛药物。

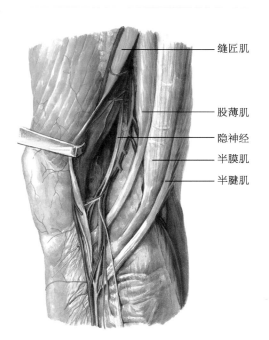

◎ 图2-6-6　膝关节的肌肉

缝匠肌

股薄肌

隐神经

半膜肌

半腱肌

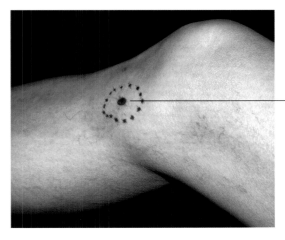

膝关节内侧下方胫骨粗隆处压痛显著

◎ 图2-6-7　胫骨粗隆内侧压之酸痛、胀痛

2. 手术治疗　非手术疗法无效时，行滑囊切除术。

陈德松　黄长安　张　展

退行性骨关节炎

退行性骨关节炎（degenerative osteoarthritis）又称为增生性或老年性关节炎，也有称为骨关节炎或骨关节病。它的主要病变是关节软骨的退行性变和继发性的骨质增生。可分为原发性和继发性退行性关节炎。原发性骨关节退行性变大多是生理性病变，一般无临床症状，如果增生的骨纤维组织压迫或者牵扯了邻近的小神经或神经末梢就可能引起疼痛、不适。

【诊断】

（1）原发性退行性关节炎的发病年龄在 50 岁左右，而继发性者年龄较小，一般在 40 岁左右。在脊柱常见于活动度较大的颈椎和腰椎；在下肢多见于髋、膝、踝和第一跖趾关节；在上肢常见于肘、指间关节和第一腕掌关节。

（2）最早的主诉是关节疼痛，发生于下肢者常有跛行。受累关节常有关节胶着现象。但活动过多也会引起关节疼痛。到晚期疼痛为持续性。

（3）位置表浅的关节如膝关节可见骨性粗大，可发现关节积液。关节功能常受限。主动或被动活动关节时可触到或听到捻发或碎裂摩擦声。晚期可有程度不等的挛缩畸形。

（4）X 线片表现为关节间隙狭窄，关节边缘及关节内骨刺形成，有软骨下骨质增生和囊性改变，可见游离体形成。晚期可见关节畸形或半脱位。

（5）实验室检查：血沉可略增快，血、尿常规正常。关节液检查可见到红细胞、软骨及纤维碎片。

以下为常见的引起疼痛的退行性关节炎部位。

一、脊柱的退行性变

【诊断】

好发于活动大和负重多的下段颈椎及下段腰椎。主要表现为局部疼痛及由于刺激或压迫神经根引起的放射痛，且局部痛和放射痛可因咳嗽、打喷嚏或脊柱活动而加重。X 线片可见到椎体及附件有不同程度的骨质增生，可有椎间孔的改变。可行 CT 或 MRI 检查进一步了解骨质的改变有无影响脊髓和神经根。

【治疗】

1. 非手术治疗

（1）适当休息和消除劳损因素,辅以理疗、按摩和体操。

（2）药物治疗:可选择非激素类抗炎药物,如吲哚美辛(消炎痛)等。目前较常用的有布洛芬的缓释剂、双氯芬酸(扶他林)等。可同时给予服用氨基葡萄糖(维骨力或培古力)。

（3）关节内注射:关节内注射皮质类固醇激素常有较好的疗效;如关节内有积液,应将积液尽可能抽出后再注入药物,此时如加入糜蛋白酶 4 000 U 效果可能更好些。也可同时注入肌丁糖或透明质酸钠。

2. 手术治疗　较严重的髋、膝关节退行性关节炎的老年患者可行人工髋关节、膝关节置换术。

二、骶髂关节炎

【诊断】

（1）多见于中年妇女,多发生于妊娠或泌尿系统感染后。下腰痛或腰骶痛,呈持续性,并向两侧臀部和大腿后侧放射,但不属根性痛。

（2）骶髂关节部有压痛,骨盆分离试验和挤压试验常阳性。直腿抬高举试验有时可表现为阳性。

（3）X 线检查:骶髂关节正位 X 线片显示患侧髂骨的耳状关节部分骨质密度增高、骨质硬化、骨小梁消失、边缘模糊,无骨破坏,关节面未被累及。多数为单侧发病,也可双侧性。

【治疗】

1. 非手术治疗　适合症状轻、不影响生活和工作者。可用理疗、腰围固定,口服消炎镇痛类药物等。局部封闭:于骶髂关节压痛处注入药物。常用复方倍他米松 7 mg/ml+0.5%布比卡因 3~5 ml。

2. 手术治疗　适用于顽固而持久性疼痛、保守治疗无效者。可考虑作骶髂关节融合术。

三、耻骨炎

【诊断】

（1）逐渐发病,耻骨联合和耻骨部疼痛,疼痛沿内收肌和股直肌放射。下肢活动时可增加疼痛,特别是髋关节外展时尤甚。

（2）耻骨联合区有明显压痛,屈髋屈膝分腿试验时内收肌紧张。

（3）X 线检查早期无阳性改变。晚期 X 线片上可见耻骨联合附近出现点状脱钙或吸收,逐步加重,直至耻骨联合间隙有不同程度增宽,边缘参差不齐,有锯齿状或杯状缺损。偶尔在后期可见耻骨联合变窄或完全融合。

【治疗】

1. 非手术治疗　宜卧床休息、理疗、口服消炎镇痛类药物。症状较重者,可将下肢固定在屈髋屈膝休息位上,痛点局部封闭治疗。

2. 手术治疗　保守治疗无效、疼痛严重、影响生活和工作者,可考虑施行耻骨联合融合术。

四、闭孔神经卡压综合征?

近五年,我们在临床上发现有相当一部分患者腰臀部酸痛久治不愈,检查时腰部无明显压痛,棘间、棘上韧带处亦无压痛,髋关节活动良好,无异常发现,腰臀部疼痛处叩击按压舒服。腰部平片、CT 检查、MRI、临床肌电图检查亦无特殊,即使有患者可能存在椎间隙狭窄或有椎间盘向后膨隆亦不能解释患者的症状和体征,也有患者已做椎间盘手术,但是腰部仍然疼痛,大多数患者有一特殊的体征,也就是同侧或双侧耻骨结节明显压痛,严重的患者耻骨结节轻轻触摸都疼痛不已,奇怪的是患者从来没有发现这里不能碰。2006 年 5 月,一患者腰疼多年不愈,就是上述的症状及体征,笔者于耻骨结节压痛处做了封闭,3~4 分钟后症状完全消失,而且自觉走路非常轻松。做了 2 次封闭后,至今 14 年症状没有复发。之后笔者对髋部疼痛的患者亦做了相同的治疗,也有较好的结果。其中有 4 例患者是临床医师,其中一例是急诊 ICU 医师,撑双拐来就诊,双侧腰髋部疼痛 1 周,迈不开腿,双侧髋部疼痛,站不稳,开步时疼痛加剧,腰椎 CT、MRI 均未见异常,检查时发现双侧大转子处有轻度叩击痛,双侧耻骨结节压痛明显,于双侧耻骨结节处各注射 0.375% 罗哌卡因 4.5 ml+复方倍他米松 0.5 ml 的混合液,15 分钟后疼痛消失,完全可弃拐而走,以后进一步好转,再未做其他治疗。

根据上述临床发现,我们先后做了 60 侧以耻骨结节为中心的解剖研究,观察了内收肌的解剖、闭孔神经在腰部行走直至进入内收肌的全程路径,以及腰大肌、腰小肌和髂腰肌的解剖,在此处封闭注入 4.5 ml 的药液主要能够影响到的组织是内收肌的起始部分、腰小肌在腰环处的止点以及在耻骨降支深层的闭孔神经,其他组织不可能阻滞到。高士濂教授的解剖图谱上提到闭孔神经有一根细小的分支支配髋关节,我们在放大镜下仅发现 11 例 18 侧在闭膜管处闭孔神经于盆腔腰大肌前发出一支很小的神经支到髋关节,其余可能是由于解剖技术问题而被忽略。在腰小肌止点阻滞可能会使腰小肌有所松弛。为什么在本节的题目用闭孔神经卡压,但是又在后面加了一个问号,在这里告诉同道们,这个临床有效的治疗腰髋部找不到明显原因的疼痛的方法,笔者还没有找到明确的理论,希望同道们参加讨论,共同研究。

(一) 52 例以髋部疼痛、酸沉不适感为主的可能是闭孔神经卡压综合征的病例

闭孔神经卡压综合征是由于闭孔神经走行通路受到软组织压迫、卡压或无菌性炎症刺激而引起的髋部、股内侧、膝内侧肌肉疼痛痉挛,以神经支肌区皮肤感觉障碍为主的一组症状与

体征。自 2015 年 5 月至 2018 年 2 月,对以髋部疼痛酸沉不适的闭孔神经卡压患者 52 例采用耻骨结节封闭,疗效满意。

52 例患者,男 11 例,女 41 例;年龄 10~77 岁,平均 52 岁;病程 10 天至 5 年,平均 4 个月。合并高血压 10 例,脑血管病 8 例,糖尿病 11 例,肥胖患者 13 例,椎间盘突出症 5 例。诊断闭孔神经卡压的标准是:髋部疼痛、酸沉不适,有时伴有膝内侧疼痛,耻骨结节及其外下方 2~3 cm 处有压疼,可向大腿内侧放射,患肢内收肌肌群肌力减弱,外展活动可能受限,大腿内侧皮肤感觉轻度障碍,X 线检查无异常,肌电图检查很难判断。

应排除可以引起髋部疼痛并向下肢放射的疾病如股骨头坏死、髋关节滑膜炎、梨状肌综合征、髋关节滑膜炎等,以及妇科或外科等疾病导致的闭孔神经卡压。

【治疗方法】 患者平卧位,于耻骨结节处逐渐按压,寻找压痛最显著点,一般在耻骨结节外下方 2~3 cm 处,短收肌与大收肌起点附近,并给予标记,将准备好的药物复方倍他米松 0.5 mm+盐酸罗哌卡因 4.5 ml 或曲安奈德 20 mg 0.5 ml+盐酸罗哌卡因 4.5 ml 混合后,于标记处用聚维酮碘(碘伏)消毒后进针,使针尖抵达耻骨结节靠外下方皮质,回抽无血,缓慢推入药物(时间 1~2 分钟),边推药边注意患者的变化,同时可向患者讲话,仅需要回答简单的是、否或有、无等。同时了解注射过程患部的变化,注射完毕后,按压注射点,拔针,让患者起立,行走,观察患者病情的变化。根据结果考虑病变部位:① 髋部疼痛不适感消失:闭孔神经卡压可能性大;② 髋部疼痛无变化:髋部、腰部疾病可能性大;③ 髋部疼痛有所减轻:闭孔神经卡压的可能性存在,同时存在腰、髋部疾病,结合病史和影像学的结果将不难做出诊断。但切记注射药物或改变推药方向时必须回抽,以防药物进入血管的可能。这些患者我们随访了 3~16 个月,平均 6 个月,本组 52 例患者,经过一次局部封闭治疗后,32 例患者症状消失,剩余 20 例患者缓解。应用第二次治疗后,仅 5 例无变化;经进一步 CT 检查,合并有 L5－S1 椎间盘突出,采用局部封闭结合中医药治疗后,症状消失。根据视觉模拟评分法(VAS)和功能及日常生活能力恢复情况拟定进行综合评估:治愈为 0~2 分,症状、体征完全消失;显效为 3~4 分,症状、体征明显减轻;有效为 4~6 分,症状、体征均有改善;无效为 7~10 分,症状、体征无明显改善。本组有效率为(47/52)90.4%。

【典型病例】 患者,男,10 岁,诉双臀部疼痛不适 2 周。2 周前无明显诱因出现双臀部疼痛不适,步态蹒跚,好像两条腿不一样长,检查双臀部无明显压痛点,双髋关节活动自如,双耻骨结节外下方 2 cm 处,短收肌与大收肌止点附近有明显压疼,辅助检查 DR、MR 无异常。门诊给予复方倍他米松 0.5 ml+盐酸罗哌卡因 1.5 ml,用盐水稀释至 3.0 ml 分别行耻骨结节封闭,用药 3 分钟后,患儿诉双臀部疼痛不适感消失,2 周后门诊复诊,右侧正常,左侧臀部疼痛不适感仍然存在,但较以前明显减轻,再次给予左侧耻骨结节封闭,随访半年,患儿未诉不适,疼痛无复发,双侧髋关节活动自如,行走自如,行走正常(图 2－7－1)。

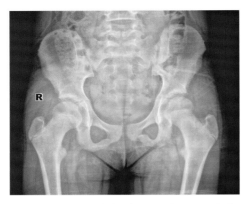

A. 骨盆平片。

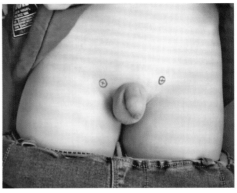

B. 治疗前耻骨结节压痛最明显处也是进针点标记。

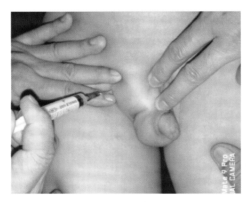
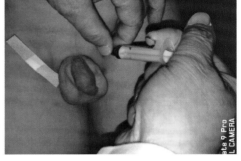

C.右侧复方倍他米松0.5 ml+盐酸罗哌卡因1.5 ml，用盐水稀释至3.0 ml分别行耻骨结节封闭。

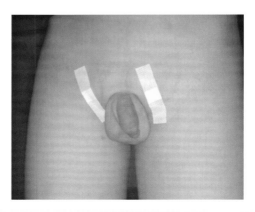

D.用药后给予无菌粘贴。

◎ 图2-7-1　患儿，男，10岁，双侧闭孔神经卡压综合征

【讨论】 闭孔神经为含感觉、运动的混合神闭孔神经,起自 L2－L4 神经前支,自腰大肌内缘走出后,在穿经闭膜管时分为前后两支,后支可沿腘动脉深面下行直到膝关节分布到膝关节囊及交叉韧带等结构。常于入闭膜管前发出支配髋关节的感觉支。闭孔神经经紧贴耻骨上下支交角深层进入内收肌间隙。因此,药物于耻骨结节外下方 2～3 cm 处给药,通过局部麻醉药物的浸润,使闭孔神经干周围的肌肉如:短收肌、长收肌、大收肌及闭孔外肌很快松弛,而即刻减轻对闭孔神经的压迫,使神经恢复至正常状态,药物继续浸润也可能直接麻痹闭孔神经,使内收肌进一步麻痹从而减轻髋部疼痛不适的症状。患者常常在注射后 0.5～3 min 后感到髋部疼痛不适感消失。随之同侧下肢感觉明显轻松,走路感到力量明显增加,走路有力。同时适用的激素如复方倍他米松、曲安奈德等可延长局部麻醉的持续时间,而激素本身可使局部纤维组织软化以减轻对神经的压迫。有时,耻骨结节封闭后髋关节后方疼痛、不适感消失,大腿内侧面或偏下感觉要比对侧减弱,两点识别觉降低,合并有膝关节疼痛者则膝部疼痛消失。目前我们将封闭有效的病例,暂称为闭孔神经卡压综合征。

当然,在治疗前还应该排除腰椎间盘突出症,腰椎管狭窄,梨状肌综合征等常见腰腿髋部疼痛的疾病。

明立功　陈德松

(二) 150 余例腰部疼痛不适而无明显体征的病例

腰部疼痛不适而无明显体征的患者有 150 余例,20 余例有椎间盘突出的患者,其中已手术的患者 6 例,共同的主诉是腰部酸痛、腰部无力、腰挺不动,腰挺直更不舒服,最好能躺下。这组患者女性多,170 例患者中女性有 123 例,占 72%。年龄范围 14～72 岁,病程 3 个月至 5 年余,无体征的患者 30 岁以上的均有不同程度的腰椎退行性变,有椎间盘膨隆的 45 例中 17 例女性有痛经史,月经时腰痛明显加重。我们详细检查了腰臀部有无压痛点,患者反而觉得压一压、叩一叩很舒服,明显的体征就是耻骨结节外缘或偏外侧有一明显压痛点,压痛严重的患者甚至不让轻轻触接耻骨结节,而患者并没有发现这个地方会有这么严重的压痛;也有患者知道这里有压痛,但是认为这是正常的压痛,不过这些患者没有比较两边是不是压痛相同。耻骨结节处封闭后,症状消失或明显减轻有 120 例,约 70%。好转患者中包括 3 例做椎间盘手术后腰痛的患者。还有 4 例已确诊腰椎间盘突出、准备进行入院手术的患者,做耻骨结节封闭后症状完全消失,至今年余尚未手术。前面笔者提到闭孔神经有分支支配髋关节,此处封闭后可解决髋部疼痛不适,但是却不能解释耻骨结节处封闭能够治疗腰部的不适和疼痛。我们复习了解剖并做了尸体解剖,唯一能够解释的是腰小肌的解剖。腰小肌位于腰大肌的浅层,肌腹很小,而腱性部分较长,其止点逐渐弥散止于骨盆环,可能是紧贴骨膜的耻骨结节封闭肯定阻滞了腰小肌的止点,松弛了腰小肌,这样就降低了腰大肌对位于其深层的腰骶丛的压力,从而缓解了因

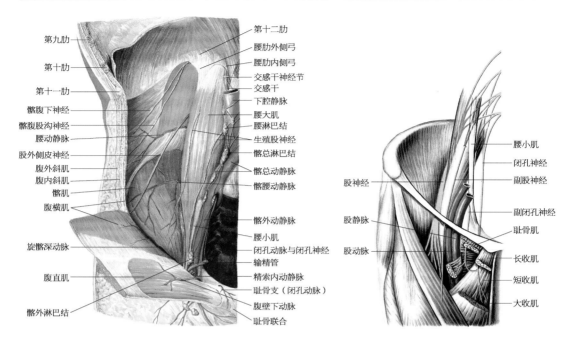

第九肋
第十肋
第十一肋
髂腹下神经
髂腹股沟神经
腰动静脉
股外侧皮神经
腹外斜肌
腹内斜肌
髂肌
腹横肌
旋髂深动脉
腹直肌
髂外淋巴结

第十二肋
腰肋外侧弓
腰肋内侧弓
交感干神经节
交感干
下腔静脉
腰大肌
腰淋巴结
生殖股神经
髂总淋巴结
髂总动静脉
髂腰动静脉
髂外动静脉
腰小肌
闭孔动脉与闭孔神经
输精管
精索内动静脉
耻骨支（闭孔动脉）
腹壁下动脉
耻骨联合

腰小肌
闭孔神经
副股神经
股神经
股静脉
股动脉
副闭孔神经
耻骨肌
长收肌
短收肌
大收肌

◎ 图2-7-2 闭孔神经行走于腰小肌和腰大肌之间

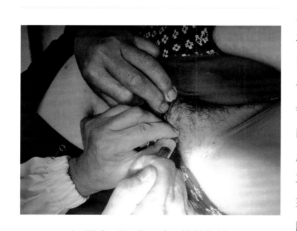

◎ 图2-7-3 耻骨结节处封闭

为腰骶神经根受压而产生的腰部疼痛不适的症状。这种病情应该是很轻的一种神经受到刺激的症状，现有检查手段发现不了原因。我们有例患者是位老干部，男，67 岁，双侧腰腿痛 3 年余，无腿脚发麻，腰椎 MRI 提示：L2－L3 椎间盘向后膨隆，腰椎 X 线片见腰椎明显退变，肌电图检查未见异常，持单拐行走 2 年多，腰不能挺直，体检时发现双侧耻骨结节压痛显著，于双侧耻骨结节各封闭一针，15 分钟后腰腿痛消失，行走亦不感疼痛，然后弃拐行走自觉很轻松，即弃拐而回，至今近两年未复发。

这位病情严重的患者做了多方面的检查，腰部均未发现有可以解释病情的阳性发现，包括电生理的检查。如何解释这类患者的治疗结果呢？笔者认为可能是敏感性特别高，交感神经亦处于高度兴奋状态，耻骨结节封闭可能同时也封闭了位于闭孔神经旁的交感神经。这些是我们分析和推测的，没有能够得到证实。这是功能性的问题，怎么深入研究？希望有这方面见解的同道指点,更欢迎同道们进行这方面的研究。2020年初,一位椎间盘突出引起腰腿痛的女性患者,50岁,在即将做腰椎间盘手术前一天,因实在害怕手术,来笔者门诊询问是否有不手术的方法。笔者给她做体格检查时发现其双侧耻骨结节压痛显著,即给予双侧耻骨结节处封闭,15分钟后腰腿部症状完全消失,回院后取消了手术。至今近半年,腰腿痛未发作。因此说,不管怎么样,耻骨结节封闭对治疗腰腿疼痛不适是一个值得推荐的方法;对原因不明的腰腿疼痛,对腰椎间盘突出症手术后仍然有症状的患者是一种有效的辅助治疗;对腰椎间盘突出症不是很典型、手术是不是能取得良好效果没有把握的患者,术前做耻骨结节封闭,效果好可暂不予手术,继续临床观察,综合治疗可能会更好。

赵云珍 陈德松 明立功

五、髋关节退行性变

该病以继发性多见,多继发于先天性髋臼发育不良、股骨头坏死、股骨头骺滑脱或骨骺炎。主要症状为疼痛、跛行和功能限制。X线片可见关节间隙狭窄、关节边缘骨刺形成、软骨下骨质有增生和囊性改变。

【治疗】

1. *药物治疗*　可服镇痛药。

2. *痛点封闭*　包绕髋关节的肌肉非常肥厚,有时压痛点很难检查得到。常常从髋关节前方进针,要注意避开股动、静脉,股神经。

六、膝关节退行性变

膝关节退行性变多见于肥胖女性。以原发性者最常见。主要症状为疼痛、关节交锁、关节胶着和运动受限。可在关节活动时听到摩擦声或触及摩擦感。可有关节积液。X线片可见胫骨隆突骨棘尖锐。晚期可有关节间隙狭窄。

【诊断】

(1)关节酸痛,运动受限,尤以长距离行走或剧烈运动,受凉或阴雨天时加重。

(2)可能有关节交锁,被动运动时膝关节有响声或触及骨摩擦音。少数患者可出现关节肿胀和积液。

(3)关节X线片检查可发现骨质增生,关节间隙变窄,一般无关节破坏。

【治疗】

1. *封闭治疗*　0.5%布比卡因5 ml+维生素 B_1 100 mg+维生素 B_6 100 mg+维生素 B_{12} 500 μg+复方倍他米松7 mg/ml。消毒皮肤后,在每个痛点注药2~3 ml,两次治疗间隔3~4周,3~4次为一疗程。如关节腔内有积液可先将液体抽出再注入药物,并可加入糜蛋白酶4 000~8 000 U,

亦可将透明质酸钠或几丁糖与复方倍他米松一并封闭。

2. 口服药物　膝关节退行性变常伴有软骨面不同程度的损伤,培古力等药物可能效果良好。如疼痛影响睡眠、影响休息时应给适当镇痛药。

3. 护膝　行走或上下楼梯时可用护膝保护。

七、髌骨软骨软化(髌骨退行性变、髌股关节炎)

这是一个临床上十分常见的病痛,中老年女性更多见,常常也是膝关节退行性变的一部分。大多数是因膝部疼痛来就诊。

(1) 多见于有膝部劳损史或扭伤史的中老年人,在有膝关节退行性变的基础上更容易发生。发病初期感膝部隐痛或酸痛,继之疼痛加重,上下楼梯时或劳累后症状加剧,休息后减轻或消失。

(2) 髌骨两侧之后部压痛、髌周挤压痛,推动髌骨时可闻及细小至粗糙的摩擦音。检查者向下推挤髌骨,同时嘱患者用力收缩股四头肌,可引起疼痛者,称挺髌试验阳性。

(3) X线检查:早期髌骨无改变,后期侧位或切线位可见到髌骨边缘骨质增生,髌骨关节面粗糙不平,软骨下骨硬化,髌股关节间隙变窄等改变。膝关节镜是一种有价值的诊查手段,不仅能发现病变,还可明确病灶的广度和深度,并可同时做治疗。

【治疗】

1. 封闭治疗　于压之酸痛处进针,针尖抵达骨性组织,此时患者诉酸痛,慢慢注入药物。常用复方倍他米松 7 mg/ml+0.5% 布比卡因 2 ml。如患者伴有膝关节内积液,应先将液体抽出,再于药物中加入糜蛋白酶 8 000 U,一并注入膝关节腔内,还可与透明质酸钠一并注入关节腔,可能效果更好。

2. 药物治疗　氨基葡萄糖(维骨力或培古力)1 片,2 次/日。

八、踝关节退行性变

【诊断】

1. 疼痛　早期踝部酸痛无力,剧烈活动时疼痛加重。踏跳、落地及用力踢球均有踝痛,继而上下楼梯、行走也有疼痛。清晨加重,踝部发僵,但踝部稍稍活动后疼痛减轻,僵硬亦可能好转,但活动多后又有疼痛,这也是骨关节病疼痛特点。晚期关节疼痛加重,天气变化时也有疼痛,以至活动受限。

2. 压痛　由于踝关节软组织损伤及骨的病变,所以在关节周围有压痛,以关节间隙更加明显。压痛点多为病变处,退行性变严重的病例,为维持踝关节的稳定,小腿肌肉也处于紧张状态,检查时可发现小腿肌肉发硬并有压痛。

3. 关节肿胀　踝关节滑膜增厚、关节积液、腱鞘炎症及骨质增生均可造成踝关节软组织肿胀。

4. 关节活动受限 早期关节常常发僵,晚期骨刺增大、软组织纤维化。关节肿胀会影响关节活动,背伸、屈曲及旋转均有受限,不能正常跑跳,老年人需扶拐行走。关节内游离体可能卡在关节间隙某位置,踝关节疼痛,暂时功能丧失,需立即停下,被动活动踝部,使游离体改变位置,解除绞锁,功能恢复。

5. 关节摩擦感 因关节表面不平滑、关节游离体在关节内移位,以及肌腱软骨的磨损,故踝部有摩擦感或响声。

【治疗】

1. 封闭治疗 于踝关节疼痛处注入药物。常用复方倍他米松 7 mg/ml+0.5% 布比卡因 2 ml。常能改善症状。关节肿胀疼痛者封闭药物中可加入糜蛋白酶 4 000～8 000 U,以利消肿。亦可与透明质酸钠一并注入关节腔。

2. 药物治疗 氨基葡萄糖(维骨力或培古力)1～2 片,2 次/日。

3. 手术治疗 关节变形、不稳或骨质有破坏,疼痛严重影响活动,应考虑做关节融合,亦有行人工踝关节置换,有报道证实近期效果良好。

九、肘关节退行性变

大多继发于损伤。主要症状为疼痛和功能受限,常为双侧性。X 线片可在鹰嘴和喙突发现骨刺。

【治疗】

1. 药物治疗 口服镇痛药。

2. 封闭治疗 肘关节周围皮肤比较薄,痛点比较容易找,但是,封闭后肘关节附近的软组织皮肤容易发生萎缩,皮肤可能发白,注射时应穿刺得深一些,不要将封闭药物注射到皮肤特别薄的部位,以免封闭处的皮肤呈白癜风样改变。

3. 手术治疗 对严重影响肘关节功能,可考虑行肘关节成形术或人工肘关节置换术。

十、腕关节退行性变

【诊断】

(1)发病缓慢,疼痛部位局限,活动多则加重,休息即可缓解;有晨僵,晨起活动时疼痛更重些。

(2)腕关节以疼痛和压痛为主,压痛点大多出现在腕关节桡背侧,以第一腕掌关节退行性变最为常见,其次是大多角骨-舟状骨和舟状骨-桡骨关节的退行性变。偶尔伴发关节周围组织肿胀,或一过性滑膜炎,严重者可发生关节畸形。

【治疗】

1. 支具保护 早期可用腕部支具予以保护。

2.封闭治疗　于压痛处注入药物。常用复方倍他米松 7 mg／ml＋0.5％布比卡因 2 ml。腕部封闭时,量不宜太大,一般 1～1.5 ml 就足够了。

3.辅助治疗　氨基葡萄糖(维骨力或培古力)1～2 片,2 次／日。

十一、指关节退行性变

指关节退行性变多为原发性,常见于远侧指间关节,受累关节呈骨性粗大。

【诊断】

(1)该病的主要症状为疼痛。

(2)通常在手指远端指关节背侧出现骨性增生的结节,称为赫伯登结节(Heberden),继而在近端指间关节出现类似结节,称为布卡得结节(Bouchard)。由于结节性增生,手指各节可向尺侧或桡侧偏斜、构成蛇样手指。由于大鱼际肌萎缩,第一掌腕关节半脱位而呈蛇形手指(图 2－7－4)。

(3)骨性结节一般无疼痛,先为单个,尔后逐渐增多。手部操劳或下凉水,可诱发疼痛或

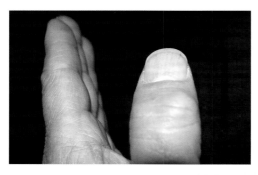
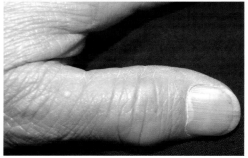

A.左拇远指关节桡侧赫伯登节结。

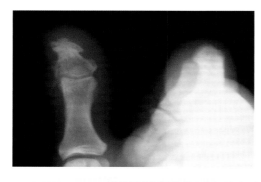
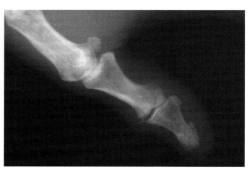

B.X线片见左拇远指关节桡侧骨质退行性变左拇远指关节桡侧赫伯登节结。

◎ 图 2－7－4　指关节退行性变实例

伴发结节周围软组织红、肿、疼痛或压痛。

（4）X线片表现为指间关节间隙狭窄，末节指骨基底部明显增大。

【治疗】

1. 封闭治疗　于指关节疼痛处注入药物。常用复方倍他米松 0.25 ml＋0.5% 布比卡因 0.25 ml。应该用皮试针头穿刺，于压痛点处注入药物，亦可注入指关节腔内少许。如手指纤细，常仅需注射 0.15~0.3 ml 的药液（图 2－7－5）。

2. 手术治疗　关节变形、不稳或骨质有破坏，应考虑作关节融合术或关节成形术以及人工关节置换术。

3. 药物治疗　氨基葡萄糖（维骨力或培古力）1~2 片，2 次/日。

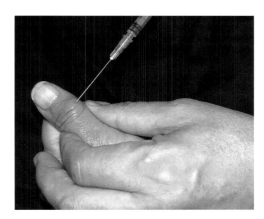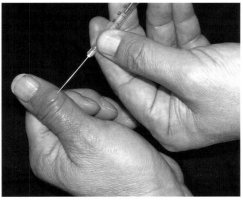

◎ 图 2－7－5　指关节退行性变封闭治疗

陈德松　黄必军

第八节

类风湿关节炎

类风湿关节炎（rheumatoid arthritis）又称类风湿病，是全身性疾病，该病不但侵犯关节、滑膜和腱鞘，也常累及眼、皮肤、心脏、血管等其他脏器或器官，但关节仍是本病的主要受害部位。

【诊断】

（1）多见于女性，以青年女性为多。

（2）多关节累及，以近侧指间关节和掌指关节最常见，其次为腕、膝、趾间关节。受累关节多的可达 40 个以上。

（3）全身症状：可有发热、倦怠无力、肌肉酸痛、食欲减退、贫血等。

（4）局部症状：关节疼痛、肿胀、功能受限、有晨僵和胶着。

（5）体征：1/3 病例有自愈倾向。但大部分患者每 1 次发作后均遗留有不同程度的功能障碍，反复多次发作之后，可出现手指关节畸形，如峰谷畸形、尺偏畸形、鹅颈畸形、扣眼畸形、望远镜畸形等，大关节以屈曲挛缩多见（图 2-8-1）。

（6）约 20% 的患者在活动期可发现皮下结节，常见于鹰嘴突皮下、手背等处。

（7）实验室检查：可发现血沉增快，类风湿因子阳性。部分患者可有轻度贫血。

（8）X 线片，分 4 期：① 骨质疏松期：主要表现为关节肿胀、骨质疏松。② 关节破坏期：主要表现为骨质疏松更明显、关节间隙轻度狭窄。③ 严重破坏期：多处软骨下骨质破坏，关节间隙明显狭窄，关节变形。④ 强直期：关节间隙完全消失，关节融合。

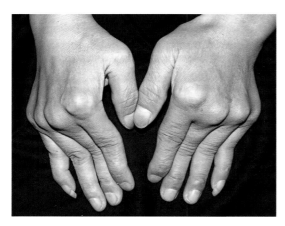

◎ 图 2-8-1 类风湿关节炎累及多个手部关节

【治疗】

以综合治疗为宜，包括药物治疗、物理疗法和外科疗法。

1. 药物治疗 在急性期和亚急性期以药物治疗为主，辅以物理治疗。激素不是首选药物。可选用非激素类抗炎药物及水杨酸类、保泰松类、免疫抑制剂及中药。

2. 封闭治疗 小剂量糖皮质激素进行关节腔内注射可缓解局部症状，指关节内用皮试针头穿刺入关节，注入 0.1~0.15 ml 复方倍他米松+0.1~0.2 ml 0.5% 的布比卡因。如多个关节疼痛仅需选择 1~2 个疼痛最严重的关节封闭，封闭后对其他疼痛的关节亦有作用。手部小关节的封闭 1 年不要超过 6 次。

3. 手术治疗 其目的是保护关节和改善功能。对于经药物治疗已控制急性炎症，但关节肿胀仍不消退达 3~6 个月以上的或保守治疗无效，且进一步发展已有骨质破坏者考虑行滑膜切除术。其中最常施行滑膜切除术的关节膝关节，其次为肘关节，其他关节也都能做滑膜切除术。应注意滑膜切除术要早期做，如已有关节畸形，或关节周围肌肉、韧带、肌腱已纤维化时再做则效果较差。

如已有关节严重破坏者,可行关节置换术。关节置换术中以髋关节置换术最多,其次为肘、膝关节。其余关节亦均可做置换术。

张　展　陈德松

第九节　其他疾病的封闭治疗

一、创伤性关节炎

创伤性关节炎常常是经关节面的不稳定骨折的后遗症,不平整的骨折关节面是创伤性关节炎发生的基础。

【诊断】

(1)所累关节疼痛及功能活动受限,轻者过度运动后疼痛加重,休息后可减轻,严重者则肢体肌肉萎缩、关节肿大。

(2)X线摄片:可见关节间隙狭,负重点骨质增生硬化,关节边缘有骨刺形成,关节面不平整,骨端松质内出现囊性改变。

【治疗】

1. 封闭治疗　于关节压痛处注入药物。常用复方倍他米松 7 mg/ml+0.5%布比卡因 2 ml。

2. 药物治疗　根据患者疼痛程度给予止痛药物,如非甾体类药物或弱阿片药物,以及营养软骨的药物如:氨基葡萄糖(维骨力或培古力)。

3. 手术治疗　当关节活动严重受限或后期关节破坏、关节疼痛,动则剧痛,关节畸形影响功能者应予手术治疗,如关节融合、关节成形或作人工关节置换。

二、外伤性痛性神经瘤

【诊断】

该病以疼痛为主要表现,其疼痛的特点是:

(1)时间:伤后持续数月、数年以上,每日持续数小时甚至无间歇时间的疼痛。

(2)性质:难言、难忍的灼性疼痛。

（3）范围：超越损伤神经的支配区。

（4）程度：轻者影响情绪，重者痛苦不堪，不思食宿，无法忍受。

【治疗】

1. 疼痛点封闭疗法　复方倍他米松 7 mg／ml＋0.5% 布比卡因 2 ml。

2. 星状神经节封闭　锁骨上，胸锁乳突肌两个头之间注入，注入准确后有 Horner 征。封闭后有效者可维持 3 h，如疼痛有减轻，可反复封闭，长期不愈者可考虑手术切除星状神经节。

3. 腰交感神经节封闭　下肢的痛性神经瘤，可作腰交感神经节封闭治疗，药物同上。强调及早综合治疗。

4. 手术治疗　针对神经瘤本身的常用手术有：较高位的单纯切除神经瘤，将神经断端置入肌肉中；将神经瘤向近端游离，在邻近的长骨钻孔将神经瘤置入骨髓腔中；切除神经瘤将神经近端纵行分成两股，将这两股神经断端作端端缝接，等等。这些手术方法都有一定效果，但都不很满意，复发的原因可能是痛性神经瘤的疼痛与中枢有关，引起疼痛的根本原因主要是中枢神经的继发性病变，而不是神经瘤本身。

5. 药物治疗　氯氮䓬（利眠宁）10 mg，3 次／日，氯普噻吨（泰尔登）25 mg，3 次／日，可与非甾体类药物、阿片类药物同用；还可与抗抑郁药同用。

6. 其他方法　理疗、电兴奋、共鸣火花、针灸、听音乐等。

三、增生性瘢痕，痛性瘢痕

【诊断】

（1）常有外伤史或手术史。

（2）瘢痕常呈紫红色隆起，质地坚硬。

（3）体表可摸到增生而触痛明显的瘢痕。

【治疗】

局部封闭：可于瘢痕内注入糖皮质激素。根据瘢痕的大小、长短决定剂量，常用复方倍他米松 0.5~2 ml＋0.5% 布比卡因 2~10 ml。在瘢痕内注射常常十分困难，但效果特别好，实在注射困难亦可将药物注射入瘢痕下，也有一定的效果（图 2-9-1）。

作者的经验是用 1 ml 的注射器换上 7 号针头能够比较轻松地注入瘢痕内，这样效果应该更好点。

四、复杂性区域疼痛综合征

复杂性区域疼痛综合征（CRPS）又称反射性交感神经营养不良症，是骨科临床少见的并发症。主要特点是伤后数天或数周发生的手或足部疼痛、萎缩、水肿僵硬及局限性骨质萎缩。可

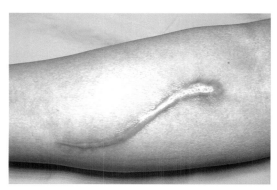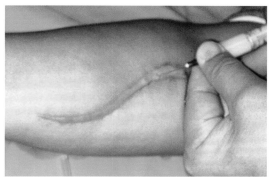

◎ 图2-9-1 增生性瘢痕局部封闭

前臂S形切口瘢痕,用复方倍他米松7 mg/1 ml+0.5%布比卡因3~4 ml从瘢痕内或瘢痕下注入,最好用4号针头穿刺,注入瘢痕内效果更好。

能引起肢体严重病残。其病因尚未完全清楚,可能是外伤引起交感神经系统活动增强而引起,也有人认为是 α-肾上腺素受体敏感性升高产生了该病,还有人认为有网状内皮细胞功能受损时易患该病。这里精神因素可能是触发该病的重要因素。

【诊断】

(1) CRPS是一组以肢体疼痛、肿胀、关节僵硬、皮肤改变、多汗和局限性骨质疏松或萎缩等为特点的一系列临床症状的综合。

(2) 患者具有三种基本的要素:① 一个持续性疼痛刺激;② 个体素质;③ 交感神经反射异常。

(3) CRPS疼痛的严重性程度与损伤不成正比,可能仅仅一个手部的不大的切割伤就产生了后来的难以忍受的抽痛、刀割样疼痛、火烧样疼痛,亦可呈痉挛性疼痛、压榨性疼痛。这些疼痛的敏感性可因情绪刺激或环境的变化而加重。

【治疗】

早期诊断、早期治疗才能有较好的效果。

1. 交感神经阻滞疗法　有一定的疗效,并且可以明确诊断,还可以与其他综合治疗一并进行提高疗效。有人在CT引导下行腰交感神经阻滞,能准确定位,提高疗效。经4次交感神经阻滞,仍无持久效果的患者应手术切除交感神经节。

2. 药物治疗　亦应早期施行,严格地用自由基清除剂治疗,结合血管扩张剂,如维拉帕米、酮色林、己酮可可碱等。早期口服皮质醇有效,早期应用降钙素有止痛、预防骨萎缩的作用。

五、非特异性肋软骨炎（Tietze 病）

该病可能与劳损、病毒感染有关,可反复发作。

【诊断】

（1）这是一个常见病,青壮年多见,女性多见。

（2）可发生在任何一个肋软骨,以第 2 至第 4 肋软骨最为常见。

（3）临床表现主要是局部疼痛,局部压痛明显,咳嗽、深呼吸以及上肢活动时疼痛加重。

（4）肋软骨轻度肿大,表面光滑,皮肤正常。

【治疗】

1. 局部封闭　是最有效的方法,一般用复方倍他米松 7 mg／ml+0.5% 布比卡因或罗哌卡因 2 ml。每 3~4 周一次,或用曲安奈德 20 mg／0.5 ml+0.5% 布比卡因或罗哌卡因 2 ml。可在注入药物中加糜蛋白酶 4 000~8 000 U。

2. 药物治疗　疼痛较重者应同时给镇痛药,如塞来昔布 0.2~0.4 g,1 次／日。

3. 手术治疗　如长期治疗无效,可切除病变肋软骨。

六、病毒性臂丛神经炎

【诊断】

（1）病史可能问及有感冒史,如发热、流涕等症,继之全身疼痛。

（2）1~2 周后疼痛慢慢局限到患侧肢体疼痛,患肢无力,以后渐渐患肢出现功能障碍,感觉减退,肌肉萎缩。

（3）EMG 有很好的协助诊断作用。

【治疗】

1. 封闭治疗　早期可用激素治疗,疼痛局限后可在患侧臂丛神经旁做封闭治疗。

2. 药物治疗　给神经营养药物及中药治疗。

病毒性臂丛神经炎需重视早期康复。

七、痛风性关节炎

【诊断】

发病开始可累及包括第一跖趾关节在内的 2 个或 3 个关节。第一跖趾关节病变约占痛风患者的 50%,为本病多发关节。踝、跗、膝、肘和腕关节也可见到。近年来由于抗癌治疗的开展,继发性痛风有增加趋势。原发性痛风常发现于 40 岁以上男性,女性较少且多为绝经期妇女,通常分为 4 期:

Ⅰ期:无症状期 时间较长,仅血尿酸增高,约1/3患者以后有关节症状。

Ⅱ期:急性关节炎期 多在夜间突然发病,受累关节剧痛,首发关节常累及踇趾关节,其次为踝、膝等。关节红、肿、热和压痛,全身无力、发热、头痛等。可持续3~11天。饮酒、暴食、过劳、着凉、手术刺激、精神紧张均可成为发作诱因。

Ⅲ期:间歇期 为数月或数年,随病情反复发作间期变短、病期延长、病变关节增多,渐转成慢性关节炎。

Ⅳ期:慢性关节炎期 由急性发病转至为慢性关节炎期平均11年左右,关节出现僵硬畸形、运动受限。30%左右患者可见痛风石和发生肾脏并发症,以及输尿管结石等。晚期有高血压、肾脑动脉硬化、心脏梗死。少数患者死于肾功能衰竭和心血管意外。继发性痛风病程相似,继发于血液病、糖原储存病的间歇期较短。

【治疗】

1. 针对痛风治疗 常用药物有:秋水仙碱、别嘌呤。

2. 封闭治疗 于关节压痛处注入药物。常用复方倍他米松2 mg/ml+0.5%布比卡因2 ml。用于急性发病期,一般用量不宜太大,复方倍他米松0.2~4 ml+0.5%布比卡因1~2 ml即可。

八、银屑病性关节炎

大多数患者先天就有银屑病,再发生关节炎为银屑病性关节炎(psoriatic arthritis)。但亦有一小部分患者银屑病和关节炎同时发作。

【诊断】

1. 分型 在临床上可分为6型。

(1)不对称少关节型:最多见,多侵犯手指、趾,肿胀呈腊肠样。

(2)对称多关节型:类似类风湿关节炎表现。

(3)远侧指间关节受累型:发病时该关节红、肿、热、痛。

(4)残缺性关节炎:受累关节完全吸收,皮肤松弛。

(5)脊柱炎型:可表现为骶髂关节及脊柱炎。

(6)手足单关节或少关节型:常与痛风同时存在。

2. 常有皮肤和指甲改变 皮肤改变可为全身性或局限性,指甲改变包括凹陷、横沟、指甲变色、破坏等。

3. 实验室检查 偶有血沉增快和HLA-B_{27}阳性。

4. X线表现 其特点为好侵犯远侧指间关节,指骨干侧方凹陷,指骨远端吸收变细,近端凹陷扩大,末节指骨远端指簇吸收。以后关节边缘破坏,关节面成杯状凹陷。

【治疗】

（1）治疗银屑病。

（2）休息、营养、理疗。

（3）对关节的治疗基本上同类风湿关节炎。可选用非激素类抗炎药物及免疫抑制剂。关节腔内注射少量糖皮质激素,疗效明显。

（4）髋、膝、肘等大中关节破坏严重者,可行人工关节置换或关节成形术。

黄长安　陈德松　张　展

第十节　医源性并发症的治疗

医源性并发症应该尽可能地避免,目前任何一个医源性并发症都可能引发医疗纠纷。首先应该承认患者存在的问题,同时要积极进行治疗。

一、臂丛神经阻滞麻醉造成的臂丛神经损伤

【诊断】

臂丛神经阻滞麻醉特别是经锁骨上或经肌间沟的臂丛神经阻滞麻醉造成臂丛神经损伤近年来有增加,可能与麻醉穿刺时损伤臂丛神经及神经内血管有关。

为了获得良好的麻醉,一些麻醉师习惯反复在臂丛神经周围穿刺直至上肢发麻,如触电样感。认为针刺至上肢发麻是将麻药注入臂丛神经内的最可靠的证据,但是,这样的操作直接损伤臂丛神经的可能性大大增加,或者由于反复的穿刺在神经旁产生的血肿亦可能压迫神经产生症状。

检查时可发现相应的肌肉肌力下降,相应部位皮肤的针刺痛觉减退,肩外展上举时患侧肢体麻痛加重,叩击锁骨上可诱发患肢麻痛。

电生理检查可能发现有部分神经根轻度损伤。

【治疗】

对锁骨上注射部位做理疗、照红外线,激光,热敷等。

口服神经营养药物：甲钴胺、维生素 B_1、维生素 B_6、地巴唑。

局部封闭：于锁骨上叩击最麻痛点穿刺，注入复方倍他米松 7 mg/ml+0.25% 布比卡因或罗哌卡因。每 3~4 周一次。可在注入药物中加糜蛋白酶 4 000~8 000 U。

作者曾经为一例经肌间沟行臂丛神经阻滞麻醉作肱骨骨囊肿手术后发生全臂丛神经麻痹的患者会诊，会诊时已术后第 10 天，肩、肘、手均无任何功能，颈部 CT、MRI 检查脊髓、椎间盘均无异常发现，电生理检查发现全臂丛神经不全损伤，摄颈椎正侧位片见第七颈椎横突过长。回顾手术过程，患者左侧卧位，颈椎向左侧屈曲，加之 40 ml 麻药注入斜角肌间隙，右侧臂丛神经在压迫和牵拉双重作用下而损伤，乃行臂丛神经松解术，术中见臂丛神经根干股部明显水肿。术中切断前、中、小斜角肌，切除大部分过长的第七颈椎横突，在臂丛神经根干股部注入复方倍他米松 7 mg+0.25% 罗哌卡因 10 ml。术后患者手指就能稍稍屈曲，至术后 2 个月右上肢动作完全恢复，仅肌力稍差。

二、注射造成的坐骨神经损伤

因注射造成的坐骨神经损伤在临床上常常可见，作者 20 多年来共医治 60 余例，注射的药物主要是复方氨基比林、庆大霉素、青霉素、先锋霉素等药，甚至有文献报道在臀部封闭（注射糖皮质激素）造成坐骨神经损伤。

【诊断】

臀部注射造成的坐骨神经损伤，大多数是损伤腓总神经，作者医治的 62 例患儿中腓总神经损伤占 50 余例，单独胫神经损伤仅 4 例。大概是由于腓总神经偏外侧之故。绝大多数发生在儿童，可能是由于小孩子只知道挣扎和哭叫，不知道诉说，针刺在神经内，药物注入神经内，护士也不知道，而且推注药物也比较快，压力也大，对神经的损伤也大。一般是臀部注射后注射侧下肢疼痛、麻胀难忍，小腿外侧针刺痛觉减退或丧失，走路跛行即高抬膝步。伤后 2 周即可见小腿已存在肌肉萎缩。患肢踝关节不能背屈，1~5 趾不能背伸。

电生理检查可发现腓总神经有不同程度的损伤，严重时可能是完全损伤，胫神经也可能存在一定程度的损伤，少数患者可能表现为坐骨神经完全损伤。

【治疗】

1. 手术治疗　原则上一旦诊断是臀部注射造成的坐骨神经损伤应积极准备手术治疗，作臀部坐骨神经松解术。如患者暂时不愿手术，或是小孩的监护人不在场，在无条件手术的情况下，应予积极的非手术治疗。

2. 非手术治疗

（1）神经营养药物：甲钴胺、维生素 B_1、维生素 B_6、地巴唑等。

（2）物理治疗：照红外线、激光、温水浴等。

（3）局部封闭：于臀部叩击或按压最麻痛点穿刺，注入复方倍他米松 7 mg/ml+0.25% 布比卡因 5~6 ml，每 3~4 周一次。最好能注射在损伤神经段的旁边，不要直接注入神经内。因臀部肌肉肥厚，要选择较长的穿刺针。

三、其他皮神经因静脉穿刺造成的损伤

肢体较大的皮神经常常与较大的知名静脉紧密伴行，静脉穿刺可能刺伤皮神经，穿刺后的血液外漏，经静脉输入的药物漏出，也可能损伤这些伴行的神经。如头静脉在肘部穿刺造成的前臂外侧皮神经损伤；头静脉在腕部穿刺造成的桡神经浅支损伤；肘正中静脉穿刺造成肘部正中神经损伤；大隐静脉穿刺造成的踝部隐神经损伤；手背尺侧静脉穿刺造成的尺神经腕背支损伤；颈外静脉穿刺造成的锁骨上皮神经的损伤等。

这些皮神经损伤的原因可以仅仅是因作静脉抽血造成，可能是作静脉穿刺后静脉穿刺孔出血形成血肿压迫皮神经或血肿机化压迫皮神经，也可能是穿刺针直接损伤神经主干或皮神经，但更多的是从静脉注入高渗液体造成，如高渗葡萄糖、静脉营养液，特别是一些抗肿瘤药物，只要有少许药物外渗即可损伤这些皮神经，如环磷酰胺、5－Fu、长春新碱等，这些抗肿瘤药物如漏出稍多还可能造成皮肤坏死。

【治疗】

一旦诊断是由于注射造成了皮神经损伤，应首先安抚患者，让患者如实了解为什么会产生麻痛等症，积极配合治疗。

仅仅是麻痛可用局部封闭加镇痛药物，局部热敷，作激光或红外线照射，大部分病例会慢慢好转，麻痛逐渐消失。如渗出较多，经上述治疗无效，可考虑手术治疗，应在手术显微镜下行神经松解术，术中可见受高渗药液浸渍的神经段变细变硬，神经松解要彻底，近、远端都要到正常神经段。松解后应在松解的神经段及神经周围组织注入复方倍他米松和 0.5% 布比卡因的混合液。

如系高渗溶液或抗癌药物漏到静脉外且量较多，则应立即切开漏出药液的部位，用大量生理盐水冲洗伤口，即使如此仍不能保证皮肤和皮下组织不坏死，因此，经静脉注射这类药物必须密切观察，切切不能让这类药物漏到静脉外。作者已处理过多例静脉滴注抗癌药物漏到皮下造成皮肤坏死的病例，伤口内见到的皮下组织坚硬，用刀刮之亦不见出血，术中见到的皮神经细而硬，切开束膜也不见神经组织膨出。在早期无感染的情况下于硬化的组织下注入用 0.25% 布比卡因 10 ml 与 5 mg 地塞米松混合液有助于镇痛，有助于组织的恢复。

四、术后伤口下硬结

术后伤口下硬结并不少见，但绝大多数无需治疗。有些切口下方正好有神经经过，或切口

正好经神经行径,伤口下的硬结就产生了不适甚至疼痛,这就需要治疗。伤口下硬结可能和患者对创伤的过度反应、对缝线异物的反应,以及手术中大块缝合皮下组织有关,主要病理改变是组织水肿纤维化以及白细胞、巨噬细胞浸润,最终是局部组织的过度增生。只要不是感染所致,局部封闭的效果是显著的。局部封闭时应注意不要将药物直接注入原来的切口上,最好是注在原切口两旁的硬结处。可同时作糜蛋白酶肌注及局部热敷、红外线照射、激光照射等治疗。

五、术后伤口下积液

术后一旦发现伤口下有积液,应穿刺了解积液的性质,如是血性积液和创面止血不彻底有关,必要时应再手术止血;如是淡黄色清亮积液常是淋巴积液,在淋巴管多的部位如颈部、腹股沟处及组织松软的关节附近常常是淋巴管漏;在其他部位也可能是伤口内的淋巴管漏,也可能是低蛋白血症患者的组织渗液,这些常常能提示患者的微小的脉管系统比较脆弱,愈合能力也较差。穿刺抽液后注入局部封闭药物可逐渐减少伤口内的渗出,同时加压包扎可使大多数患者治愈。

在关节附近的切口下积液,应考虑可能和关节相通,大多数积液也可通过穿刺抽液及加压包扎治愈。对反复穿刺抽液不愈者可手术治疗,缝扎与关节相通的裂隙或小孔,常常可达到治愈的目的,但是有时术后仍需作多次穿刺抽液和加压包扎,如伤口下有神经通过,穿刺和加压包扎都应小心不能损伤神经。

陈德松　黄长安　张　展

局部注射长效糖皮质激素在手术中的应用

在一部分手术中用长效糖皮质激素加局部麻醉药如布比卡因或利多卡因注入修复的组织内有预防粘连和减少渗出、减少术后水肿的作用,还有一定的伤口止痛作用。

一、肌腱粘连松解术

在肌腱肌肉松解完成后于腱鞘内和肌腱旁及肌肉的肌膜下,或肌肉的浅表层注入复方倍他米松或曲安奈德,可以减少术后的肌腱与腱鞘的粘连,减少术后水肿,以利术后功能锻炼(图2-11-1)。术后还可辅助肌注糜蛋白酶,亦可减少粘连、减少瘢痕增生。

二、周围神经粘连松解术

在周围神经、臂丛神经的手术中,切除神经旁的瘢痕组织,松解受压的神经干后,在神经外膜下和束间以及神经周围组织内注入复方倍他米松或曲安奈德,不仅有预防神经内和神经干与周围组织粘连的作用、止痛作用,减少结缔组织增生、减少瘢痕增生的作用,还有促进周围神经再生的作用,这是由于激素减小了创伤反应和创伤免疫反应的作用。在周围神经卡压的手术时,术中在神经外膜下注射这类药物同样有效,同样在神经移植和缝接术后,神经的两断端、神经的移植段也可注入少量的长效激素与麻药的混合液,以利神经的再生。注射时注意要选用3、5或4号针头,从神经外膜下两神经束之间进针,尽可能减少穿刺给神经带来的损伤(图2-11-2)。

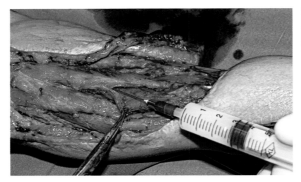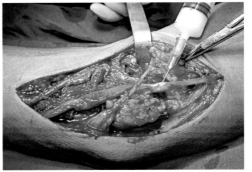

◎ 图2-11-1 前臂肌肉肌腱松解术后,于松解的肌肉肌膜下注入复方倍他米松与布比卡因的混合液

◎ 图2-11-2 尺神经在肘部卡压,作松解、前置后于神经外膜下注入复方倍他米松1ml+0.5%布比卡因2ml

在其他一些软组织松解术后也常常在松解的软组织旁注入长效糖皮质激素亦可预防和减少粘连、减少手术后的水肿和疼痛,如颈肩腰腿痛的软组织松解术后常常用之。

在皮肤瘢痕切除术后于皮下和真皮内注入长效糖皮质激素亦可预防和减少术后皮肤瘢痕的再形成。这是增生的瘢痕切除术中常用的方法之一,也是预防或减少瘢痕形成的常用方法(图2-11-3)。

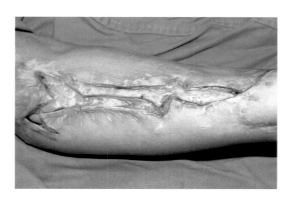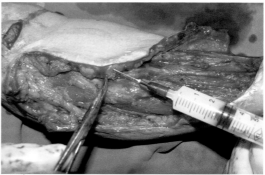

◎ 图2-11-3 前臂瘢痕切除术后，于皮下注入复方倍他米松7 mg／ml+0.5%布比卡因5 ml

黄长安 陈德松

第 三 章

局部封闭的常用药物

局部封闭是一种治疗手段,一种治疗方法,也常常是综合治疗某种疾病的方法之一,有时也可能仅是对某个疾病的辅助治疗,因此将之作为一种单一的方法去治疗某种疾病是不全面的。局部封闭常常用于镇痛,大多数情况需要和镇痛药一起应用。治疗疼痛的药物有很多种,不同程度的疼痛用药不同,每位患者对药物的作用和副作用反应不同,每位医师也都有自己的习惯,用药的组合也不尽相同。不能要求患者按照医师的习惯,而是要求医师根据不同患者的特点、观察患者用药的效果,及时调整药物,用最好、最简单的方法解决患者的痛苦。例如,为腱鞘炎作腱鞘内封闭后,早期由于压力使腱鞘扩张,麻药作用过去后可能患者感到非常痛,同时给予镇痛药如塞来布昔或曲马多缓释剂,有利于封闭后的功能训练,减少封闭后早期的痛苦。又如颈肩疼痛的患者作颈部封闭后,疼痛可能完全消失,但是往往是暂时的,应该同时给予镇痛药和肌肉松弛剂,才能持续封闭的效果,有时可能还要给患者配合适的颈托,更长期地保持疗效。还有些疼痛是很顽固的,可能需要长期用药,这种情况就要求医师不但要考虑药物的效果,还要考虑患者的经济状况,能够最好最经济地给患者镇痛。在本章里作者仅列举了自己常用的部分药物,供同道参考。

第一节 激素类

一、局部使用的长效类激素

1. 复方倍他米松,商品名:得宝松(diprospan)　复方倍他米松是由二丙酸倍他米松和倍他米松混合而成的灭菌混悬液,具有较明显的消炎、止痛作用。除可用于多种疾病的肌内注射治疗外,还可用于临床上常见的急、慢性软组织损伤及骨关节炎等患者的局部封闭治疗,可取得较好效果。

[药理作用]

该药是一种可溶性倍他米松酯与难溶性倍他米松酯的复方制剂,可在治疗对皮质激素奏效的疾病中发挥强力的抗炎、抗过敏和抗风湿作用。可溶性倍他米松磷酸钠在注射后很快吸收而迅速奏效,二丙酸倍他米松注射后难以溶解,成为一个供缓慢吸收的贮库,持续产生作用,从而长时间控制症状。因此复方倍他米松注射液具有快效和慢效相结合的特点,疗效比较持久。每支复方倍他米松含可溶性倍他米松磷酸钠 2 mg,难溶性倍他米松酯 5 mg,局部注射 1 支复方倍他米松,2~4 周内,相当每日服用泼尼松 2.8 mg,因此对全身的激素反应较低。

由于复方倍他米松微晶体工艺优良,药物颗粒细而均匀,不会造成药物结晶的沉积,因此吸收良好,大大减少不规则颗粒对关节软骨表面、滑膜以及注射处软组织的直接刺激,局部注射后没有明显的不适、疼痛。此外,由于药物颗粒细可用很细的针头注射,如用皮试针头注射亦不会发生堵塞,减少患者对注射时的恐惧。临床观察该药优于市场上其他同类产品。

[临床应用]

该药适用于治疗对皮质激素敏感的急性和慢性疾病,尤其是肌肉骨骼和软组织疾病,如类风湿关节炎、骨关节炎、滑囊炎、坐骨神经痛、腱鞘囊肿等。可采用全身给药和局部用药。对于大多数疾病,全身治疗的起始剂量为 1~2 ml,臀部深部肌肉注射,给药剂量和次数取决于病情的严重程度和疗效。局部用药时复方倍他米松每次用量 1 ml,同时加麻醉剂利多卡因、布比卡因及罗哌卡因 1~2 ml。使用时须先将药瓶中的混悬注射液抽入注射器内,然后抽入局麻药。多数患者 1 次局部封闭后症状即能缓解,如局部封闭后症状未能缓解者,2~3 周后可再注射 1 次,2~3 次为一疗程。

[不良反应和禁忌证]

与其他皮质类固醇不良反应相同,可出现水和电解质紊乱、肌肉乏力、消化性溃疡、影响伤口愈合、月经失调、库欣综合征表现等。不良反应与剂量和疗程有关,可通过减低剂量而消除或减轻。全身真菌感染、对倍他米松或其他皮质激素类药物过敏者禁用。

2. 曲安奈德 曲安奈德又称确炎舒松,是一种合成的肾上腺皮质激素,属于糖皮质激素。本品为混悬剂,主要起抗炎和抗过敏的作用。其机制是:抑制巨噬细胞对抗原的吞噬和处理;抑制 B 细胞转化为浆细胞,干扰体液免疫;稳定溶酶体膜,减少溶酶体内水解酶的释放;抑制白细胞和巨噬细胞移行至血管外,减少炎症反应;本品的抗炎作用约为氢化可的松的 5 倍,而钠潴留作用很小。临床上主要用于骨、关节、软组织疾病的病患处局部注射治疗,如类风湿关节炎、滑囊炎、肩周炎、肱骨外上髁炎、腰腿痛和颈肩痛等。局部封闭时每处 20~30 mg,每次总量不超过 40 mg,2 周 1 次。使用时可添加局麻药(同复方倍他米松)。本药禁用于消化性溃疡活动期、病毒感染、结核病、精神病患者和对本药过敏者。长期使用可出现肾上腺糖皮质激素共有的不良反应,如库欣综合征面容和体征、体重增加、月经紊乱、骨质疏松、消化道刺激等。

二、全身使用的常用类激素

1. 地塞米松 有显著的抗炎作用及控制皮肤过敏的作用,对水钠潴留和促进排钾作用较轻微,对垂体、肾上腺皮质的抑制作用较强。肌注地塞米松磷酸钠或醋酸地塞米松,分别于 1 h 或 8 h 达血浆高峰浓度。主要用于过敏性与自身免疫性炎症性疾病,胶原性疾病等。口服, 1 日 0.75～6 mg。分 2～4 次服用。维持剂量每日 0.5～0.75 mg。肌注(醋酸地塞米松注射液), 1 次 8～16 mg,间隔 2～3 周 1 次。静注地塞米松磷酸钠注射液,每次 2～20 mg。小剂量口服不良反应较少;较大剂量服用易引起糖尿、类库欣综合征症状、一些精神症状;静脉注射地塞米松磷酸钠可引起肛门及会阴区的感觉异常或激惹。严重的精神病史,活动性胃、十二指肠溃疡, 新近胃肠吻合术后,较重的骨质疏松,明显的糖尿病,严重的高血压,未能用抗菌药物控制的病毒、细菌、霉菌感染、血栓性静脉炎患者禁用。

2. 甲泼尼龙

[药理作用]

属于合成的糖皮质激素,其高浓度的溶液特别适合治疗一些需要强效并具有快速激素作用的病变。甲泼尼龙具有强力抗炎作用、免疫抑制作用及抗过敏作用。皮质类固醇能扩散透过细胞膜,并与特殊的细胞内受体相结合,此结合体能进入细胞核内,与 DNA(染色体)结合并启动 mRNA 的传译和不同类型酶之继发性蛋白合成,糖皮质激素依靠这些酶来发挥其多种全身作用。皮质类固醇不单主要影响发炎及免疫过程,亦影响糖类、蛋白质及脂肪代谢。其抗炎作用、免疫抑制作用及抗过敏作用被用作为大部分之治疗用途,这些作用导致以下结果:减少发炎部位免疫作用细胞之数目,减少血管扩张,稳定溶酶体膜,抑制吞噬作用,减少前列腺素及相关物质之生成。甲泼尼龙也具有极低的盐皮质激素作用。皮质类固醇之最大药理作用出现于其血浓度峰值之后,可见其大部分作用是通过改变酶之活性而达到,而非由药物直接作用所致。

[适应证]

适用于危重型系统性红斑狼疮(狼疮脑病、血小板显著低下、肾炎、心肌损害)、重症多肌炎、皮肌炎及血管炎、哮喘发作。

[临床应用]

第一次剂量可自 10 mg 至 500 mg 不等,视病情而定。小于等于 250 mg 的初始剂量应至少用 5 min 静脉注射,若大于 250 mg,则最少用 30 min。婴儿及儿童剂量可酌情减量,用量不得低于 500 μg／(kg 体重·24 h)。

[不良反应和禁忌证]

某些患者可出现心力衰竭、高血压、体液潴留、失钾、低钾性碱中毒、肌无力,骨质疏松,病理性骨折,脊椎受压骨折,无菌性坏死。消化性溃疡穿孔或出血,胰腺炎,食管炎,肠穿孔等。严重的精神病史,活动性胃、十二指肠溃疡,新近胃肠吻合术后,较重的骨质疏松,明显的糖尿病,严重的高血压,未能用抗菌药物控制的病毒、细菌、霉菌感染者禁用。

第
二
节

酶类

糜蛋白酶

[药理作用]

本药是从牛胰中分离制得的一种蛋白分解酶类药,具有肽链内切酶的作用,通过切断蛋白质肽链中酪氨酸、苯丙氨酸的羧端肽链作用,专一水解羧端芳香族氨基酸(酪氨酸、色氨酸、亮氨酸)或侧键大体积疏水性残基甲硫氨酸等。可以分解炎症部位纤维蛋白的凝结物,液化脓液,促进血凝块及坏死组织的溶化分解,可以增加白细胞的游走及吞噬作用,从而使炎症消除,达到净化创面,使肉芽组织新生,促进伤口愈合的作用。

[临床应用]

用于创伤或手术后伤口愈合、抗炎及防止局部水肿、积血、扭伤血肿等。可用于各种炎症、炎性水肿、血肿、粘连、溃疡及血栓。包括创伤感染、创伤性溃疡(包括癌性溃疡、褥疮)。成人肌内注射:通常一次 4 000 U,用前将本药以生理盐水 5 ml 溶解。处理软组织炎症或创伤:可用本药 800 U(1 mg)溶于 1 ml 的生理盐水中局部注射于创面。慢性皮肤溃疡:400 μg/ml 水溶液,湿敷创面,每次 1~2 h。可与复方倍他米松等药物混合作局部封闭,常用剂量为 4 000~8 000 U,如腕管综合征的封闭治疗效果较好。

[不良反应和禁忌证]

肌内注射偶可致过敏性休克,亦可引起组胺释放,导致局部注射部位疼痛、肿胀。本药肌内注射前需做过敏试验,不可静脉注射。对眼压高或伴有角膜变性的白内障患者,以及玻璃体有液化倾向者,有严重肝、肾疾病,凝血功能异常者禁用。

第三节 透明质酸类（关节内用药）

1. 医用肌丁糖（chitosan）　医用肌丁糖具有防止术后组织粘连和促进组织生理性修复的作用，作用机制有：① 医用肌丁糖具有广谱的抑菌作用，对革兰阳性菌尤为明显；② 医用肌丁糖具有选择性促进上皮细胞、内皮细胞生长而抑制成纤维细胞生长的生物学特性，从而能够促进组织生理性修复的作用，抑制瘢痕组织形成，减少组织粘连；③ 医用肌丁糖具有局部止血作用及抑制血纤维蛋白束形成，从而减少了因血肿机化造成的组织粘连；④ 医用肌丁糖胶体有润滑作用及生物屏障作用，有效地阻止组织粘连的发生。

医用肌丁糖在理化性质上与关节内氨基多糖相似，具有黏弹性、缓吸收性，氨基多糖是软骨及软骨基质构成与代谢的基础，这可能就是医用肌丁糖能够保护关节软骨的机制。

医用肌丁糖可用于肌腱、神经、神经根手术，将之涂在这些组织的表面以预防粘连，也可将之置于腹腔预防术后肠粘连和盆腔粘连。骨关节炎患者可将之注入关节腔内，每次 2~3 ml，每2 周 1 次，2~3 次为一疗程。作关节腔注射时，切勿漏到关节外，否则可能引起局部肿痛。关节腔注射后，个别患者可能有一过性疼痛或发热，可自行缓解或对症处理。

2. 玻璃酸钠注射液（sodium hyaluronate injection）　玻璃酸钠的主要成分是玻璃酸钠、氯化钠、磷酸氢二钠和磷酸二氢钠。

玻璃酸钠为关节滑液的主要成分，是软骨的基质之一。在关节中起润滑作用，减少组织摩擦，同时发挥弹性作用，缓冲应力对关节软骨的作用，发挥应有的生理功能。关节腔内注入高分子量、高浓度、高弹性的玻璃酸钠，能明显改善滑液组织的炎症反应，提高滑液中的玻璃酸钠含量，增加关节液的黏稠性和润滑功能，保护关节软骨，促进关节软骨的愈合和再生，缓解疼痛，增加关节活动度。

玻璃酸钠注入关节腔内 24 h 即进入滑膜、软骨表面和邻近部分的肌肉组织，以及肌间隙内，在滑液、半月板及软骨表面的浓度达到峰值。给药 72 h，在关节腔内的残留量大约为投入量的 10%，此时在血浆的浓度达到峰值，并在肝、脾及肾脏中均有分布。在以上脏器中的浓度可高于血浆浓度的 2~6 倍。给药 9 d 后，可发现极少量的代谢产物从尿中排出，绝大多数参加呼吸氧化产生 CO_2 而代谢。单次给药和多次给药玻璃酸钠在体内的清除速率是相同的。

第四节　局部麻醉药

1. 布比卡因（bupivacaine）　又名丁比卡因或麻卡因，是一种强效和长效局麻药。pKa 为 8.1，脂溶性高，和血浆蛋白结合率达 95.6%。此药用于神经阻滞，浓度为 0.25%~0.5%；较少用于局部浸润麻醉，安全使用浓度为 0.25%。该药起效时间较利多卡因长，但较丁卡因短，作用时间可持续 5~6 h。成人一次限量为 150 mg。由于该药对心脏的毒性反应，注射前必须回抽，不能注入血管内。

2. 罗哌卡因，商品名：耐乐品（naropin）　罗哌卡因是一种新型酰胺类局麻药，其化学结构和布比卡因很相似，只是在其氮己环的侧链被丙基所取代。神经阻滞效能较利多卡因时间长，比布比卡因时间稍短，但对 Aδ 和 C 神经纤维的阻滞比布比卡因更广泛。对心脏兴奋和传导抑制远远弱于布比卡因。在一定程度上产生感觉和运动神经分离麻醉的特性。起效时间 2~4 min，感觉神经阻滞可达 5~8 h，加用肾上腺素不能延长运动神经阻滞时效。适用于神经阻滞和硬膜外阻滞。常用浓度为 0.5% 溶液。本品常见不良反应有低血压、恶心、呕吐、心动徐缓，极少发生心脏毒性反应。

3. 利多卡因（lidocaine）　利多卡因又名赛罗卡因，是效能和作用时间均属中等程度的局麻药。其 pKa 为 7.9，脂溶性和血浆蛋白结合率也都为中等程度。它的组织弥散性能和黏膜穿透力都很好，可用于各种麻醉方法。用于表面麻醉的浓度为 2%~4%，局部浸润麻醉的浓度为 0.25%~0.5%，它最适于神经阻滞，其常用浓度为 1%~2%。它起效较快，作用维持 1~2 h。成人一次限量为表面麻醉 100 mg，局部浸润和神经阻滞 400 mg，此药反复使用后可产生快速耐药性。由于利多卡因在组织内弥散快，吸收快，所以注射后患者常诉头晕，甚至行走不稳。尤其是在作颈部局部封闭时更要注意，有可能作颈部注射时尽量不要用利多卡因，不管在什么部位注射利多卡因都必须让患者休息 15 min 后再离开，以防晕倒。

第
五
节

肌肉松弛药

1. 盐酸乙哌立松,商品名：妙纳（myonal） 该药的化学名：4-乙基-2-甲基-3-哌啶丙酰苯盐酸盐。是一种能同时作用于中枢神经系统和血管平滑肌,缓和骨骼肌肉紧张并改善血流,从多方面阻断骨骼肌和恶性循环,改善各种肌紧张症状的新型药剂。

[药理作用]

骨科中非器质性病变所造成的疼痛多数由于退变、劳损等原因使肌肉受到急慢性损伤而致肌肉紧张,肌肉紧张进一步造成疼痛和局部僵直,活动受限。这是一个恶性循环,即肌张力过高致肌肉血供不足,血供不足导致疼痛,疼痛又使肌张力进一步增高。盐酸乙哌立松可以作用于中枢神经系统而松弛骨骼肌,并且能直接松弛血管平滑肌,故有扩血管作用。同时也可对脊髓反射和γ运动神经元产生作用。因此可有效地抑制脊髓反射和肌梭的敏感性,还可以同时增加血液循环和抑制疼痛反射。因而盐酸乙哌立松对肌强直引起的疼痛有效。

[临床应用]

盐酸乙哌立松（妙纳）单独使用对颈椎关节强直、颈肩软组织劳损、肩关节周围炎、下腰痛等均有较好的疗效。和盐酸曲马朵缓释片（奇曼丁）、塞来昔布（西乐葆）、双氯芬酸（扶他林）、布洛芬（芬必得）等镇痛剂一同使用时则效果更好。由于其单独使用对神经卡压等引起的腰椎间盘突出症、麻木、感觉障碍作用不明显,因此可加用神经营养药,如甲钴胺（弥可保）等。盐酸乙哌立松起效较慢,一般1周才有效,1个月的疗程常可取得较好的效果。通常成人每日口服3片（每片50 mg）,分3次饭后服用,高龄者及儿童适当减量。

[不良反应和禁忌证]

盐酸乙哌立松的安全性很好,不良反应发生率低。主要是无力、腹痛、恶心、头晕、食欲不振、红斑、嗜睡、腹泻、消化不良和呕吐,偶有休克现象。肝功能障碍患者慎用此药。

2. 鲁南贝特 又称复方氯唑沙宗片,是由氯唑沙宗125 mg、对乙酰氨基酚150 mg、辅料适量组成的一种新型解痉镇痛药物。它综合了对乙酰氨基酚止痛、退热和氯唑沙宗的肌松作用,使两药物产生协同效应,提高了疗效。

[药理作用]

运动神经的兴奋是以痉挛的形式出现,强直性痉挛主要是第二神经元的兴奋所致,若以接收器-知觉系统-脊髓后根-脊髓前根-运动神经元(第二神经元)-骨骼肌的顺序传递运动时,则称为脊髓反射。所以强直性痉挛亦是在脊髓反射亢进时发生,中枢性骨骼肌松弛剂氯唑沙宗作用于脊髓反射中枢,由于多突触性反射的抑制,使反射兴奋低下,缓解骨髓肌紧张。

[临床应用]

临床上适用于腰椎骨关节炎、脊柱骨关节炎、颈骨关节炎、陈旧性腱鞘炎、颈椎综合征、下背部综合征、类风湿关节炎、关节周围炎、神经痛、扭伤、挫伤、肌肉劳损、硬瘫及肌肉痉挛强直引起的疼痛等。口服,每次 2 片,每日 3~4 次,疗程 10 d。

[不良反应和禁忌证]

本品有轻度的嗜睡、头晕、头痛、恶心等。肝、肾功能损害者慎用。

第六节　镇痛药

缓解疼痛的药物按其作用机制、缓解疼痛的强度和临床的用途可分为两大类:一是主要作用于中枢神经系统,缓解疼痛的作用较快,用于剧痛的药物,称为镇痛药;二是作用部位不在中枢神经系统,缓解疼痛的作用较弱,多用于钝痛,同时还具有解热、抗炎作用的药物。

1. 对乙酰氨基酚(扑热息痛)

[药理作用]

为非那西丁和乙酰苯胺的代谢产物,为一种弱前列腺素合成抑制剂,有解热镇痛作用,但无抗炎作用。应用相同剂量对乙酰氨基酚与阿司匹林镇痛效果和持续时间相等,但不引起胃肠道反应和血小板副作用,口服后吸收迅速,镇痛时间为 3~6 h。

[适应证]

急性或慢性疼痛。

[用法用量]

0.25~0.5 g,2~4 次／日。一日量不宜超过 4 g,与其他非甾体类药物组成合剂一日量不超过 2 g。

[不良反应和禁忌证]

少数患者可有恶心、呕吐、多汗、腹痛。剂量过高可引起肝功能损害。肝肾功能不全者慎用。

2. 塞来昔布(西乐葆胶囊,celebrex) COX-2 选择性抑制剂　西乐葆胶囊包含有塞来昔布,是一种新型的非甾体类抗炎药,具有抗炎、镇痛和解热的作用。

[药理作用]

西乐葆具有独特的作用机制即特异性的抑制环氧化酶-2(COX-2)。炎症刺激可诱导 COX-2 生成,因而导致炎性前列腺素类物质合成和集聚,引起炎症疼痛和水肿。而西乐葆可通过抑制 COX-2 阻止炎性前列腺素类物质产生,达到抗炎、镇痛和解热作用。但是其对环氧化酶-1(COX-1)的亲和力极弱,治疗量的西乐葆不影响 COX-1 激活的前列腺素类物质合成,因此不干扰组织中与 COX-1 相关的正常生理过程,所以胃肠道副作用小,也没有 COX-1 抑制所致的血小板聚集活性的降低。

[临床应用]

临床上西乐葆主要被用来缓解成人骨关节炎和类风湿关节炎的症状和体征。对骨关节炎患者,可每日口服 200 mg,1 次或分 2 次服用。对患类风湿关节炎的成人,可每日口服 2 次,每次 100 mg 或 200 mg。治疗急性疼痛,首次 400 mg/次,口服 1 次,晚上可加用 200 mg,以后每日 200 mg/次,2 次。应针对每一个患者探索最小有效剂量。服用时不受进餐限制。在中度肝脏受损的患者,应减半使用西乐葆的治疗用量,老年人不需要调整药物用量,但对体重低于 50 kg 的患者治疗应从最小剂量开始。

[不良反应和禁忌证]

西乐葆最大的特点之一就是不良反应发生率低,具有良好的全消化道安全性。偶有腹痛、腹泻、消化不良、头痛、恶心、便秘等不良反应。对使用阿司匹林或其他 NSAIDs 有过哮喘或其他过敏表现的患者以及有磺胺过敏史的患者应避免使用西乐葆。长期大剂量服用注意心血管事件发生风险增加,但所有 NSAIDs 长期大量服用都有类似的风险。

3. 阿司匹林　阿司匹林能抑制前列腺素的合成,使局部前列腺素生成减少,因而有镇痛作用。阿司匹林的镇痛作用属于外周性,镇痛作用温和,最适用于躯体的轻、中度钝痛,特别是伴有局部炎症的疼痛。阿司匹林还有抗炎、解热及抗血小板聚集作用。口服后可在胃及小肠前部吸收,45~60 min 后达血药浓度的高峰,镇痛时间为 3~6 h。可用于急、慢性疼痛。0.3~0.6 g,3~4 次/日。

4. 布洛芬　有抗炎、镇痛和解热作用。临床上其镇痛作用优于阿司匹林。缓释胶囊生物利用度好,血中布洛芬浓度高于普通片,生物半衰期为 4~9 h,镇痛作用可维持 12 h。用于急性或慢性疼痛,特别是不能耐受阿司匹林的患者。200 mg,2 次/日,或 300 mg,2 次/日。缓释片需整片吞服，不可嚼碎。主要副作用为胃肠道病变。

5. 萘普生　属非选择性的非甾体类抗炎药，具有消炎和止痛的作用。可抑制前列腺素合成，并有阻止血小板凝聚的作用。用于急性或慢性疼痛。口服用药：首次用药 1 000 mg/d，分 1~2 次服。维持用药：500 mg/d，分 1~2 次；最大剂量 750 mg/d，1 次服用。直肠用药：每日 500 mg，直肠一次用药。主要副作用为胃肠道病变。

6. 美洛昔康　属非选择性的非甾体类抗炎药，该药通过选择性抑制 COX-2，阻止致炎的前列腺素 2 合成，发挥抗炎、镇痛和解热作用。其特点是抗炎效果好，作用时间长，安全性较高，胃肠道刺激较小，但也有上消化道损伤的风险。主要适用于缓解类风湿关节炎的症状，缓解疼痛性骨关节炎（关节病、退行性骨关节病）的症状。用法为口服，每日 1 次，用水或流质送服。7.5 mg（1 片）/d，如果需要，剂量可增至 15 mg（2 片）/d。

7. 双氯芬酸钠　如常用的扶他林，属苯乙酸类抗炎药物，通过抑制环氧化酶、阻断花生四烯酸转化为前列腺素而发挥抗炎作用。其抑制前列腺素合成的强度比吲哚美辛（消炎痛）、保泰松和阿司匹林高几倍、几百倍和几千倍，为一强力抗炎、止痛和解热药。此外，其在滑液中的浓度高于血浆浓度，而且高浓度维持稳定。因此，该药尤其有利于控制关节滑膜炎症。临床上主要用于治疗类风湿关节炎、强直性脊柱炎、骨关节炎及痛风性关节炎等多种炎性关节炎。每次口服 25 mg，每日 3 次，饭前服用。主要副作用为胃肠道病变，但发生率较低，个别病例可出现轻度 SGPT 和 BUN 升高。

8. 吗啡（Morphine）

［药理作用］

吗啡为阿片受体的激动剂，为中枢性镇痛药。吗啡对各种疼痛均有良好的止痛效果，对持续性钝痛的疗效最好。吗啡还有镇静、镇咳、扩张周围血管等作用。口服、皮下注射、肌内注射吸收均较快。口服后显效时间为 15~30 min，可持续 4~6 h。

［适应证］

慢性中、重度疼痛。

［临床应用］

口服每次 5~10 mg，每日 3~4 次。但患者所需有效剂量及耐受性不一致，故需逐渐调整使患者不痛为止。皮下注射每次 10~20 mg，每次 3~4 次。对癌症患者应尽可能避免注射给药。

［不良反应和禁忌证］

便秘、恶心、呕吐、口干、眩晕等。中毒可导致昏迷、呼吸抑制、瞳孔缩小呈针尖样，甚至呼吸肌麻痹、体温下降、血压下降。呼吸抑制、哮喘、严重肝肾功能不全、吗啡过敏者禁用。

9. 美施康定　即硫酸吗啡控释片，口服后 1 h 开始显效，由于为特制的控制释放，在血中无峰谷现象，维持 12 h 左右，便于临床应用。主要用于慢性中、重度疼痛。需整片吞服，不可嚼碎。成人每 12 h 1 次,剂量根据疼痛的程度、年龄和既往应用镇痛药的情况而定,并以完全止痛达 12 h 为宜。对已经服用过弱阿片类药的患者,一般初始用量为 30 mg,每 12 h 1 次。必要时逐渐调整剂量。儿童按 0.2~0.8 mg/kg 计算,一般每 12 h 1 次。必要时逐渐调整剂量。其不良反应和吗啡相同,呼吸抑制较普通吗啡片轻,但可能较持久。

10. 奥施康定   即盐酸羟考酮控释片,有效成分羟考酮为半合成强阿片类药,属阿片受体激动剂。羟考酮主要作用于大脑和脊髓等中枢神经系统的阿片受体,为中枢性镇痛药。羟考酮的镇痛作用无剂量封顶效应。羟考酮还具有抗焦虑和精神放松作用。羟考酮的等效止痛作用强度是吗啡的 2 倍,代谢物主要经肾脏排泄。常用于中、重度疼痛。初始用药 10 mg 口服,每 12 h 1 次。必须整片吞服,不得嚼碎或研磨。根据病情调整剂量:① 如果需要调整剂量,1 d 或 2 d 调整 1 次;② 按 30%~50% 剂量递增,不要频繁增加剂量;③ 突发性疼痛用即释片补救,使用量为 12 h 盐酸羟考酮控释片剂量的 1/4~1/3;④ 当每日需要补救给药 2 次以上时,则应增加盐酸羟考酮控释片的剂量。

11. 芬太尼透皮贴剂   芬太尼是高效阿片类镇痛药。作用为吗啡的 75~100 倍。药效和吗啡相近,除镇痛作用外还有抑制呼吸、减少平滑肌蠕动等作用。透皮贴剂能够以恒定速率透过皮肤释放芬太尼,对皮肤刺激很小。当使用第一贴时,由于皮肤吸收较慢,6~12 h 才可测到血清中芬太尼的有效浓度,12~24 h 达到相对稳态。一旦达到峰值即可维持 72 h。去除贴剂后,血清芬太尼浓度逐渐下降。老年及极度衰弱患者其芬太尼的清除率可能会降低。一般从小剂量 25 μg/h 开始使用,贴膜每 3 日更换 1 次。3 日内如疼痛控制不彻底或出现突发性疼痛,可加用短效吗啡。当剂量大于 100 μg/h 时,可使用一贴以上。粘贴部位应为躯干或上臂无毛发平坦区,清洁并干燥皮肤(不要用肥皂、油剂或洗涤剂清洗),启封后立即使用,务必使药膜与皮肤粘贴平整、牢固。更新下一贴时另换其他位置。停用本药并拟转换其他镇痛药时,应缓慢逐渐增加替代药物剂量。使用过的废弃贴剂对折后放入原包装袋内。可用于中、重度慢性疼痛。个别患者用药局部有麻木感或皮疹,去除贴剂后很快消失。

12. 可待因   为弱阿片类药物的代表,作用于中枢神经系统。有镇痛、镇静作用,选择性抑制延脑的咳嗽中枢,镇咳作用强。口服后吸收快,止痛作用持续时间 4~6 h。适用于中度疼痛。每次 30~60 mg,每日 3~4 次,一般每次用量不宜超过 100 mg,每日总量不宜超过 250 mg。其不良反应有恶心、呕吐、头晕、腹痛、便秘和注意力不集中等。妊娠期禁用。

13. 磷酸可待因缓释片   为可待因的缓释剂。作用机制同可待因。口服后吸收良好。口服 90 mg 后平均达峰时间为 2.75 h,半衰期为 4.85 h,药效可维持 12 h。大部分经肝脏代谢,转化为可待因-6-葡萄糖醛酸,另有 10% 脱甲基转化为吗啡与葡萄糖醛酸结合,主要由尿中排出。适用于中度疼痛。整片吞服,不可嚼碎。45 mg,2 次/日。不良反应与禁忌证和可待因相同。

14. 双氢可待因 为酒石酸二氢可待因控释片。作用于中枢神经系统,产生镇痛作用;作用于延髓咳嗽中枢,抑制咳嗽反射,产生镇咳作用。口服后 1.6~1.8 h 达峰值,半衰期为 3.5~4.5 h,药效可维持 12 h。药物经肝脏代谢,主要由肾排泄。适用于中度疼痛。60~120 mg,每 12 h 1 次。整片吞服,切勿嚼咬。12 岁以下儿童不推荐使用本品。

15. 缓释型盐酸曲马多(奇曼丁)(tramadol hydrochloride sustained release tablets) 主要成分是盐酸曲马多,主要作用于中枢神经系统与疼痛相关的特异性受体。具有阿片受体激动和抑制中枢神经传导部位的去甲肾上腺素和 5-羟色胺再摄取双重作用机制。无致平滑肌痉挛作用。在推荐剂量下,不会产生呼吸抑制作用,对血液动力学亦无显著性影响。耐药性和依赖性很低。盐酸曲马多经胃肠道的吸收迅速完全,分布于血液丰富的组织和器官。其缓释制剂,可以延长体内盐酸曲马多治疗浓度的维持时间,减少血药浓度的波动。适应证是中度至重度疼痛。用量视疼痛程度而定。一般成人及 14 岁以上中度疼痛的患者,盐酸曲马多的单剂量为 50~100 mg。体重不低于 25 kg 的 1 岁以上儿童的服用剂量为每千克体重 1~2 mg,本品最低剂量为 50 mg(1/2 片)。每日最高剂量通常不超过 400 mg。肝肾功能不全者,应酌情使用。老年患者的剂量要考虑有所减少。两次服药的间隔不得少于 8 h。用药后可能出现恶心、呕吐、出汗、口干、眩晕、嗜睡等症状。昏迷可偶尔发生。少数病例中也可发现对心血管系统有影响(如:心悸、心动过速、体位性低血压和循环性虚脱)。目前要用〔精二〕处方才可开药。

黄长安 陈德松

参考文献

[1] 陈爱欢,陈荣昌,钟南山.哮喘患儿持续性吸入低剂量糖皮质激素的全身副作用[J].中华结核和呼吸杂志,2001,24(12):740-743.

[2] 陈德松,曹光.周围神经卡压性疾病[M].上海:上海医科大学出版社,1999,10.

[3] 陈德松,陈琳,薛峰.颈神经根卡压引起的肘外侧顽固性疼痛[J].中华手外科杂志,1999,15(1):14-16.

[4] 陈德松,方有生,陈琳,等.小切口治疗臂丛神经血管受压征[J].中华手外科杂志,2001,17(增刊):26-28.

[5] 陈德松,方有生,陈琳,等.椎孔外神经卡压综合征与颈椎病的鉴别[J].中华手外科杂志,2001,17(增刊):24-25.

[6] 陈德松,方有生.切断前中斜角肌及小斜角肌起点治疗胸廓出口综合征的解剖学研究[J].中华手外科杂志,1997,13(3):139-141.

[7] 陈德松,方有生.在内窥镜辅助下手术治疗胸廓出口综合征10例报告[J].中华手外科杂志,2003,19(3):153-155.

[8] 陈德松,劳杰,蔡佩琴,等.从病理分析讨论腕管综合征的手术方法[J].中华手外科杂志,1996,12(增刊):29-31.

[9] 陈德松,李建伟.胸廓出口综合征的新认识——解剖学与临床观察.中华外科杂志[J],1998,36(11):661-663.

[10] 陈德松,王天兵,高兴平.妙纳治疗胸廓出口综合征的临床观察[J].中华手外科杂志,2002,18(1):12-14.

[11] 陈德松.臂丛神经血管受压征的特殊试验调查报告[J].中华手外科杂志,1997,13(1):28-29.

[12] 陈德松.股外侧皮神经卡压综合征[J].中国修复重建外科杂志,1998,12(1):59-60.

[13] 陈德松.关于TOS的病因和诊治[J].中华手外科杂志,2005,21(6):321-322.

[14] 陈德松.后骨间神经卡压综合征25例临床分析[J].中华外科杂志,1990,28:457-459.

[15] 陈德松.肩胛背神经卡压[J].中华手外科杂志,1994,1:28-30.

[16] 陈德松.肩胛上神经卡压5例报告[J].中华创伤杂志,1998,14(增刊):77.

[17] 陈德松.肩胛上神经卡压综合征[J].手外科杂志,1992,8:156-158.

[18] 陈德松.颈丛的解剖观察及其临床意义[J].上海医科大学学报,1996,23(增刊):17-19.

[19] 陈德松.颈肩痛伴同侧上肢外展肌力下降25例分析[J].中华手外科杂志,1997,13(3):136-137.

[20] 陈德松.桡神经浅支在前臂卡压[J].中华手外科杂志,1993,9:12-13.

[21] 陈德松.四边孔综合征[J].中华手外科杂志,1995,1:18-21.

［22］ 陈德松.晚期桡神经损伤的伸腕伸指功能重建［J］.中华手外科杂志,1994,1：55－58.

［23］ 陈德松.腕背痛的一个并不罕见的原因——骨间后神经终末支卡压征［J］.中华手外科杂志,1996,12(3)：140－142.

［24］ 陈德松.用复方倍他米松(Diprospan)局封的临床观察［J］.中华手外科杂志,1994,10(4)：257.

［25］ 陈德松.周围神经卡压综合征［J］.中华手外科杂志,1995,1：1－4.

［26］ 陈琳,蔡佩琴,彭峰,等.经典与改良斜角肌切断术治疗胸廓出口综合征疗效［J］.中华手外科杂志,2005,21(6)：323－325.

［27］ 陈琳,陈德松,彭峰.老年人肘管综合征九例分析［J］.中华手外科杂志,1998,14(2)：95－97.

［28］ 陈履平,李承球,孙贤敏,等.胸廓出口综合征的临床与解剖学研究［J］.中华骨科杂志,1991,11(1)：1－3.

［29］ 陈能,田鸯英,刘仲熊,等.糖皮质激素性骨质疏松症的实验研究［J］.中国药理学通报,1996,12：540.

［30］ 成效敏,顾玉东,张高孟,等.39 例臂丛神经血管受压征分析［J］.中华骨科杂志,1994,14(7)：387－391.

［31］ 董福慧,郭振芳,张春美,张带男.皮神经卡压综合征［M］.北京：北京科学技术出版社,2002.

［32］ 方有生,陈德松.上干型胸廓出口综合征的解剖与临床研究［J］.中华显微外科杂志,2001,24(3)：183－184.

［33］ 方有生,陈德松,顾玉东.前中斜角肌起点与臂丛上干的关系及其临床意义［J］.中国临床解剖学杂志,1999,17(3)：225－226.

［34］ 方有生,陈德松.肩胛背神经卡压征 32 例的临床治疗［J］.中华手外科杂志,2001,17(6)：32－34.

［35］ 方有生,陈德松.小斜角肌的形态及其临床意义［J］.中国临床解剖学杂志,1997,15(4)：251－253.

［36］ 方有生,陈德松.小斜角肌的应用解剖［J］.中华手外科杂志,1997,13(2)：113－115.

［37］ 高士濂.实用解剖图谱(上、下册)［M］.2 版.上海：上海科学技术出版社,2004.

［38］ 官士兵,史其林.内窥镜诊治臂丛神经血管受压征手术器械入路的解剖学研究［J］.中华骨科杂志,2002,22(3)：161－164.

［39］ 蒋雪生,周国顺,管国华,等.胸廓出口综合征 26 例术后远期疗效分析［J］.中华手外科杂志,2005,21(6)：328－330.

［40］ 蒋雪生,周国顺,管国华.胸廓出口综合征 28 例分析［J］.中华手外科杂志,2000,16(4)：212.

［41］ 林浩东,陈德松,方有生,等.内窥镜辅助下手术治疗上干型胸廓出口综合征［J］.复旦学报(医学版),2005,32(4)：486－487.

［42］ 林浩东,陈德松,方有生,等.胸廓出口综合征合并上臂桡神经卡压的诊治［J］.复旦学报(医学版),2005,32(6)：736－737.

［43］ 林浩东,方有生,陈德松.肩胛上神经卡压综合征的后入路手术应用［J］.中国修复重建外科杂志,2005,19：889－891.

［44］ 林浩东,彭峰,陈德松.不明原因的上臂桡神经卡压［J］.复旦学报(医学版),2004,31(6)：643－644.

［45］ 林浩东,彭峰,陈德松.桡神经臂段卡压的解剖学基础［J］.中华手外科杂志,2004,20(4)：244－245.

［46］ 刘强,陈德松.肩胛背神经合并胸长神经卡压的解剖学和临床研究［J］.中华手外科杂志,2002,18(2)：83－84.

[47] 路新民,杨毅群,李巧转.同期手术治疗胸廓出口综合征合并远端神经卡压的疗效[J].中华手外科杂志,2001,17：37－39.

[48] 彭峰,陈德松,顾玉东.肘部尺神经半脱位的解剖学和流行病学研究[J].中华骨科杂志,1997,17(9)：564－566.

[49] 曲铁兵,张晓东,苏庆军,等.颈横动脉对臂丛神经影响的应用解剖[J].中华手外科杂志,2001,17(增刊)：29－31.

[50] 曲永松,刘润涛,安月勇,等.C7前结节和第1肋颈间异常韧带的观测及临床意义[J].中国临床解剖学杂志,2004,22(1)：76－77.

[51] 沙轲,陈德松.臂丛神经的交感神经支配及其临床意义[J].中华手外科杂志,2003,19(1)：52－54.

[52] 沈丽英,顾玉东,张凯丽,等.胸廓出口综合征的神经-肌电图诊断方法[J].中华手外科杂志,1999,15(1)：17－19.

[53] 宋浩东,陈德松,顾玉东.桡管综合征的解剖学研究[J].中国临床解剖学杂志,1993,11(3)：177－179.

[54] 宋知非,陈晖,骆东山,等.颈肋综合征患者臂丛神经功能分析及其治疗策略[J].中国临床康复,2004,8(35)：7978－7979.

[55] 王金武,陈德松.颈神经后支的解剖及其临床意义[J].中国临床解剖学杂志,2001,19(2)：104－107.

[56] 王金武,陈德松.大鼠颈部交感神经对三叉神经轴浆运输的影响[J].上海医科大学学报,2000,27(6)：435－438.

[57] 王金武,陈德松.颈神经后支卡压综合征[J].中国矫形外科杂志,2000,7(7)：650－652.

[58] 王金武,侯春林.臂丛神经根性撕脱伤患者三叉神经支配区感觉改变与交感神经功能状态关系的探讨[J].中国矫形外科杂志,2002,9(2)：131－133.

[59] 王彤,包丽华,张静謦,等.女性哮喘患者吸入糖皮质激素对骨代谢的影响[J].江苏临床医学杂志,2002,6(4)：312－315.

[60] 王彤,殷凯生,包丽华,等.长期吸入糖皮质激素对哮喘患者骨密度和骨代谢的影响[J].江苏临床医学杂志,2003,7(12)：1781－1783.

[61] 王瑛,李美珠.持续吸入小剂量糖皮质激素治疗小儿哮喘的疗效及对生长发育、骨代谢影响的观察[J].中国实用儿科杂志,1999,14(1)：37－39.

[62] 王瑛,李美珠.短期吸入小剂量糖皮质激素对哮喘患儿骨转移指标影响的研究[J].中国实用儿科杂志,1999,14(4)：219－220.

[63] 肖延庆.胸廓出口综合征效果差的原因分析[J].中华手外科杂志,1995,11(1)：31.

[64] 谢继辉,方有生.肱骨外上髁的神经支配：电生理观察[J].中华手外科杂志,2003,19(2)：84－85.

[65] 徐东,徐健,鞠远荣,等.糖皮质激素对老年哮喘患者骨代谢的影响及其治疗[J].中国临床康复,2003,7(9)：1402－1403.

[66] 徐建光,顾玉东,沈燕国,等.前臂内侧皮神经的显微解剖及其对臂丛神经血管受压征诊断意义[J].中华骨科杂志,1992,12(1)：34－36.

[67] 徐建光,左焕琛,顾玉东,等.前中斜角肌表面腱性组织的解剖观察及其临床意义[J].中华手外科杂志,1992,8(2)：105－107.

[68] 薛锋,陈德松.因椎孔外颈神经根卡压导致的肘部外侧疼痛[J].中华国际医学杂志,2002,2(4)：

308 - 310.

[69] 薛延.骨质疏松症的生化诊断[J].中国骨质疏松杂志,1995,1:58.

[70] 尹望平,陈德松,方有生,等.切断小斜角肌后臂丛神经功能改变的临床观察[J].中国矫形外科杂志,2004,12:828 - 832.

[71] 尹望平,陈德松.小斜角肌神经面的应用解剖学研究及其临床意义[J].中华手外科杂志,2002,18(4):233 - 235.

[72] 尹望平,邹菊培.肩胛背神经的解剖学研究及其临床意义[J].实用骨科杂志,2002,8(4):270 - 287.

[73] 虞聪,胡必寺.周围神经卡压松解的实验研究[J].中华手外科杂志,1996,12(1):50 - 52.

[74] 曾庆敏,尹望平,陈德松.小斜角肌及异常束带在胸廓出口综合征中的作用[J].中国矫形外科杂志,2004,11:863 - 864.

[75] 张兰珍,王秀琴.丙酸倍氯米松气雾剂吸入治疗对哮喘儿童骨密度的影响[J].实用儿科临床杂志,2003,18(10):824 - 825.

[76] 章伟文,陈宏,费剑荣.胸廓出口综合征手术治疗中对前中小斜角肌的处理[J].中华手外科杂志,2001,17:35 - 36.

[77] 章伟文,陈宏,王欣,等.切断前中小斜角肌治疗胸廓出口综合征的远期疗效[J].中华手外科杂志,2005,21(6):326 - 327.

[78] 赵新,陈德松.斜角肌切断术治疗臂丛神经血管受压征的远期疗效[J].中华手外科杂志,1996,12:35 - 37.

[79] 周枫,张云庆,杨惠光,等.胸廓出口综合征非手术和手术治疗的长期随访[J].中华手外科杂志,2005,21(6):331 - 333.

[80] 朱砚萍,李向阳,徐怀玉,等.吸入皮质类固醇对成人骨代谢的影响[J].中国临床医学,2000,7(1):71 - 72.

[81] American College of Rheumatology. Recommendations for the prevention of glucocorticoid induced osteoporosis[J]. Arthritis Rheum, 1996, 39: 1791.

[82] Blanquaert F, Pereira R C, Canalis E. Cortisol inhibits hepatocyte growth factor/scatter factor expression and inducement transcripts in osteoblasts[J]. Am J Physiol Endocrinol Metab, 2000, 278: 509 - 515.

[83] Buckley L M. Important of guidelines on glucocorticoid induced osteoporosis: comment on the American College of Rheumatology Recommendation for the prevention and treatment of glucocorticoid induced osteoporosis (letter)[J]. Arthritis Rheum, 1997, 40: 1547.

[84] Canalis B. Clinical review 83: Mechanisms of glucocorticoid action in bone: implications to glucocorticoid induced osteoporosis[J]. J Clin Endocrino Metab, 1996, 81: 3441.

[85] Canalis E. Mechanism of glucocorticoid induced osteoporosis[J]. Curr Opin Rheumatol, 2003, 15: 454 - 459.

[86] Cui Q, Wang G J, Balian G. Pluripotential marrow cells produce adipocytes when transplanted into steroid treated mice[J]. Connect Tissue Res, 2000, 41: 45 - 56.

[87] Cushing H. Basophil adenomas[J]. J Nerv Ment Dis, 1932, 76: 50.

[88] Dalle C L, Arlot M E, Chavassieux P M, et al. Comparison of trabecular bone microarchitecture and remodeling in glucocorticoid induced and postmenopausal osteoporosis[J]. J Bone Miner Res, 2001, 16: 97 - 103.

［89］ Delany A, Dong Y, Canalis E. mechanisms of glucocorticoid action in bone cells［J］. J cell Biochem, 1994, 56: 295.

［90］ Delany A, Jeffrey J, Rydziel S, et al. Cortisol increse interstitial collagenase expression in osteoblasts by post transcriptonal mechanisms［J］. J Biol Chem, 1995, 270: 26607 – 26612.

［91］ Delany AM, Durant D, Canalis E. Glucocorticoid suppression of IGF I transcription in osteoblasts［J］. Mol Endocrinol, 2001, 15: 1781 – 1789.

［92］ Fan X, Fan D, Gewant H, et al. Increasing membrane bound MCSF does not enhance OPGL-driven osteoclastogenesis from marrow cells［J］. Am J Physiol Endocrinol Metab, 2001, 280: E103 – 111.

［93］ Ge RS, Hardy DO, Catterall J F, et al. Developmental changes in glucocorticoid receptor and 11β – hydroxysteroid dehydrogenase oxidative and reductive activities in rat Leydig cells［J］. Endocrinology, 1997, 138: 5089 – 5095.

［94］ Gulko P S, Mulloy A I. Glucocorticoid induced osteoporosis: pathogenesis, prevention and treatment［J］. ClinExp Rheumatol, 1996, 14: 199.

［95］ Hall G M, Daniels M, Doyle D V, et al. Effect of hormone replacement therapy on bone mass in rheumatoidarthritis patients treated with and without steroids［J］. Arthritis Rheum, 1994, 37: 1499.

［96］ Hattersley A T, Meeran K, Burrin J, et al. The effect of long and short term corticosteroisds on plasma calcilonin and parathyroid hormone levels［J］. Calcif T issueInt, 1994, 54: 1984.

［97］ Hirayama T, Sabokbar A, Athanasou N A. Effect of corticosteroids on human osteoclast formation and activity［J］. J Endocrinol, 2002, 175: 155 – 163.

［98］ Hofbauer L C, Gori F, Riggs B L, et al. Stimulation of osteoprotegerin ligand and inhibition of osteoprotegerin production by glucocorticoids in human osteoblastic lineage cells: potential paracrine mechanisms of glucocorticoid induced osteoporosis［J］. Endocrinology, 1999, 140: 4382 – 4389.

［99］ Lufk E C, Wahner H W, Bergstralh E J. Reverisbility of steroid induced osteoporosis［J］. Am J Med, 1988, 85: 887.

［100］ Lukert B P, Raisz L G. Glucocorticoid induced osteoporosis: pathogenesis and management［J］. A nn Intern Med, 1990, 112: 352 – 364.

［101］ Lukert B P, Raisz L G. Glucocorticoid-induced osteoporosis［J］. Rheum D is Clin North Am, 1994, 20: 629.

［102］ Marystone J F, Barrett-Connor E L, Morton D J. Inhaled and oral corticosteroids: their effect on bone mineral density in older adults［J］. Am J Public Health, 1995, 85: 1693 – 1695.

［103］ Patschan D, Loddenkemper K, Buttgereit F, et al. Molecular mechanisms of glucocorticoid induced osteoporosis［J］. Bone, 2001, 29: 498 – 505.

［104］ Pearce G, Tabensky D A, Delmas P D, et al. Corticosteroid induced bone loss in men［J］. J Clin Endocrinol Metab, 1998, 83: 801 – 806.

［105］ Reid I R, Ibbertson H K. Calcium supplements in the prevention of steroid induced osteoporosis［J］. Am J Clin Nutr, 1986, 44: 287 – 290.

［106］ Rubin J, Biskobing D M, Jadhav L, et al. Dexamethasone promotes expression of membrane bound macrophage colony stimulating factor in murine osteoblast like cells［J］. Endocrinology, 1998, 139: 1006 – 1012.

[107] Sambrook P, Brim ingham J, Kelly P, et al. Prevention of corticosteroid osteoporosis: a comparation of calcium, calcitriol and calcitonin[J]. N Engl J Med, 1993, 328: 1747.

[108] Sasaki N, Kusano E, Ando Y, et al. Changes in osteoprotegerin and markers of bone metabolism during glucocorticoid treatment in patients with chronic glomerulonephritis[J]. Bone, 2002, 30: 853－858.

[109] Smith E, Redman R A, Logg C R, et al. Glucocorticoids inhibit developmental stage specific osteoblast cell cycle. Dissociation of cyclin A－cyclin dependent kinase 2 from E2F4－p130 complexes[J]. J Biol Chem, 2000, 275: 19992－20001.

[110] Star V L, Hochheery M C. Osteoporosis in patients with rheumatoid arthritis[J]. Rheum D is Clin Am, 1994, 20: 561.

[111] Van Staa T P, Leufkens H G, Abenhaim L, et al. Use of oral corticosteroids and risk of fractures[J]. J Bone Miner Res, 2000, 15: 993－1000.

[112] Van't Hof R J, Ralston S H. Nitric oxide and bone[J]. Immunology, 2001, 103: 255－261.

[113] Wallerath T, Witte K, Schafer S C, et al. Downregulation of the expression of endothelial NO synthase is likely to contribute to glucocorticoid mediated hypertension[J]. Proc Natl Acad Sci USA, 1999, 96: 13357－13362.

[114] Weinstein R S, Chen J R, Powers C C, et al. Promotion of osteoclast survival and antagonism of bisphospahomate induced osteoclast apoptosis by glucocorticoids[J]. J Clin Invest, 2002, 109: 1041－1048.

[115] Weinstein R S, Jilka R L, Parfitt A M, et al. Inhibition of osteoblastogenesis and promotion of apoptosis of osteoblasts and osteocytes by glucocorticoids: potential mechanisms of their deleterious effects on bone [J]. J Clin Invest, 1998, 102: 274－282.

[116] Wimalawansa S J, Chapa M T, Yallampalli C, et al. Prevention of corticosteroid induced bone loss with nitric oxide donor nitroglycerin in male rats[J]. Bone, 1997, 21: 275－280.